LA

RESPONSABILITÉ MÉDICALE

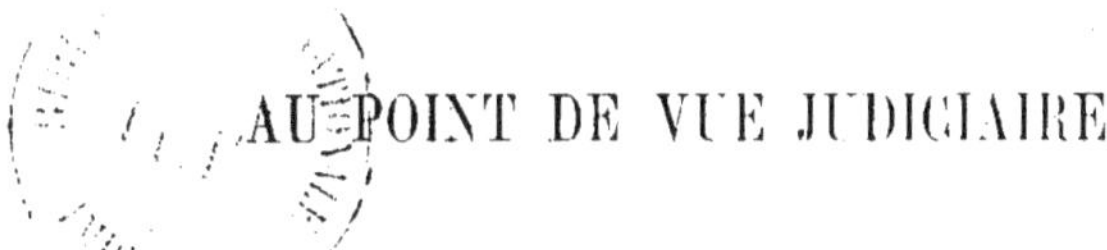

AU POINT DE VUE JUDICIAIRE

PAR

le Docteur Louis BOSC

DE LA FACULTÉ DE PARIS

MÉDAILLE D'HONNEUR DES ÉPIDÉMIES (MINISTÈRE DE LA GUERRE)

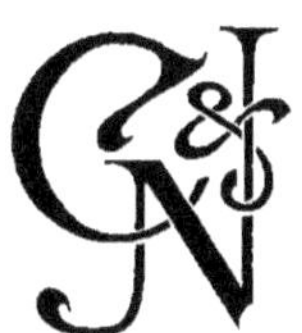

PARIS

GEORGES CARRÉ ET C. NAUD, ÉDITEURS

3, RUE RACINE, 3

1897

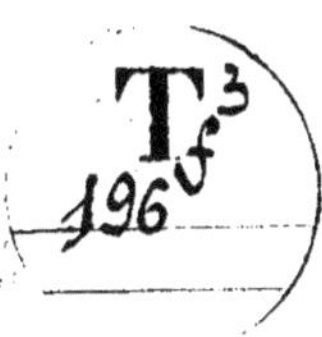

LA

RESPONSABILITÉ MÉDICALE

LA RESPONSABILITÉ MÉDICALE AU POINT DE VUE JUDICIAIRE

PAR

le Docteur Louis BOSC

DE LA FACULTÉ DE PARIS

MÉDAILLE D'HONNEUR DES ÉPIDÉMIES (MINISTÈRE DE LA GUERRE)

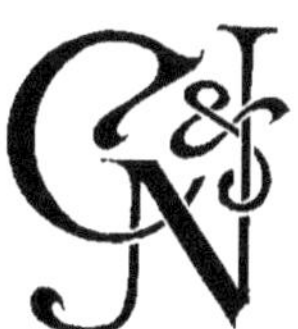

PARIS

GEORGES CARRÉ ET C. NAUD, ÉDITEURS

3, RUE RACINE, 3

1897

A MA MÈRE

A MON PÈRE

LE DOCTEUR A. BOSC

A LA VALEUR ET A LA CONSCIENCE DUQUEL DE PLUS AUTORISÉS
QUE NOUS ONT RENDU HOMMAGE

A MON PRÉSIDENT DE THÈSE

M. LE PROFESSEUR PINARD

PROFESSEUR DE GYNÉCOLOGIE ET D'ACCOUCHEMENTS A LA CLINIQUE BAUDELOQUE
MEMBRE DE L'ACADÉMIE DE MÉDECINE
ACCOUCHEUR DE LA CLINIQUE BAUDELOQUE
CHEVALIER DE LA LÉGION D'HONNEUR

A MES MAITRES DANS LES HOPITAUX

EN TÉMOIGNAGE DE RECONNAISSANCE

INTRODUCTION

Les médecins sont-ils responsables des conséquences fâcheuses que peut avoir leur intervention dans le traitement d'une maladie, et dans quelle mesure sont-ils responsables, telle est la question que nous nous sommes proposé d'étudier.

Si cette question est une des plus intéressantes au point de vue de l'intérêt professionnel, elle est en même temps une des plus difficiles à résoudre : on peut dire que chaque cas particulier crée des difficultés dans l'interprétation des faits qui l'accompagnent. Malheureusement, malgré le secours des experts, les tribunaux sont amenés à discuter des questions scientifiques pour lesquelles ils sont incompétents, et à juger des doctrines opposées, dont on leur fournit les éléments il est vrai, mais où leur incompétence en la matière spéciale peut les égarer.

Ce n'est que par l'étude des diverses opinions émises, soit sur cette question en général, soit à propos des cas particuliers, *des espèces*, en même temps que par l'examen de ces espèces, qu'on peut arriver à avoir une idée nette de la responsabilité des médecins et de ses limites.

Il nous a paru intéressant, au moment où vient d'être rendu un jugement qui a soulevé d'ardentes polémiques, d'étudier à nouveau cette question, en insistant sur les cas qui nous ont semblé dignes d'attention, et en nous appuyant sur les opinions les plus autorisées.

Après un rapide historique et des considérations générales sur les lois et arrêts, nous étudierons les espèces. Nous examinerons ensuite si on a toujours jugé conformément aux opinions des jurisconsultes et aux arrêts antérieurs : enfin, dans un dernier chapitre, nous verrons quelles conséquences pourrait avoir, sur la profession médicale et sur la société en général, l'exagération de la responsabilité médicale.

Qu'il nous soit permis, avant de commencer cette étude, de remercier M. le Professeur Pinard de l'honneur qu'il nous a fait en acceptant la présidence de notre thèse, et de joindre notre hommage de reconnaissance à celui de nos confrères, pour la vaillante façon avec laquelle il a défendu les intérêts professionnels de notre corps.

Nous avons aussi de chaleureux remerciements à adresser à Me Henri Robert et à Me Gautier-Rougeville pour la complaisance inlassable avec laquelle ils se sont mis à notre disposition.

HISTORIQUE

A Rome, la loi *Aquilia* rendait les médecins responsables des fautes qu'ils commettaient, par ignorance ou impéritie dans les règles de leur profession. Ils eurent une sorte de Codex (analogue au nôtre), et il leur était interdit de s'écarter des formules qu'il donnait. Cet usage tomba en désuétude.

En France, nous trouvons quelques arrêts aux xve, xvie et xviie siècles, tendant à rendre les médecins responsables de leurs fautes ; mais, par contre, un arrêt de juin 1696, rendu au Parlement de Paris, arrêt qui confirme un jugement du Châtelet, déclarant « qu'un malade ne peut rendre responsable un médecin qui lui a causé un préjudice, car ledit malade ne doit s'en prendre qu'à lui-même d'avoir choisi un tel médecin. »

En 1725, un chirurgien qui avait estropié un malade, en l'opérant malgré l'avis de deux confrères appelés en consultation, fut réprimandé, et lui fut enjoint, si une occasion semblable se présentait, d'appeler deux *médecins* (1) en consultation et de se rendre à leur avis.

Divers arrêts, en particulier celui du Parlement de

(1) A cette époque, les chirurgiens étaient subordonnés aux médecins.

Paris, du 11 mars 1771, tendent à faire appliquer cette dernière doctrine.

En résumé, à part l'arrêt de 1696, dont nous parlions tout à l'heure, presque tous les jugements rendus à cette époque, tendaient à asservir la profession médicale et à l'humilier, en restreignant l'initiative des médecins et des chirurgiens.

Nous n'insisterons pas plus longuement sur ces faits : car y a-t-il une comparaison possible entre l'aveugle empirisme de cette époque et la science médicale actuelle, et ne serait-il pas puéril d'attacher de l'importance à ces arrêts, qui furent rendus dans un temps où, non seulement l'art médical, mais encore les lois, les règlements, les usages et les mœurs étaient si différents des nôtres ?

Nous arrivons à la législation actuelle et nous constatons que la responsabilité médicale n'est visée spécialement par aucune loi et qu'elle rentre, par cela même, dans le cadre des responsabilités en général.

Voici dans quels termes s'exprime le Code à ce sujet :

« Quiconque, par maladresse, imprudence, inatten-
« tion, négligence ou inobservation des règlements, aura
« commis involontairement un homicide ou en aura invo-
« lontairement été la cause, sera puni d'un emprison-
« nement de trois mois à deux ans, et d'une amende de
« 50 à 600 francs ». (Art. 319 du Code pénal).

« S'il n'est résulté du défaut d'adresse ou de précau-
« tion que des blessures ou des coups, l'emprisonnement
« sera de six jours à dix mois, et l'amende de 16 francs à
« 100 francs ». (Art. 320, Code pénal).

« Tout fait de l'homme qui cause à autrui un dom-
« mage, oblige celui par la faute duquel il est arrivé à le
« réparer ». (Art. 1382, Code civil).

« Chacun est responsable du dommage qu'il a causé,
« non seulement par son fait, mais encore par sa négli-
« gence ou par son imprudence ». (Art. 1383, Code civil).

Il existe donc deux sortes de responsabilité : la responsabilité *pénale* et la responsabilité *civile*.

Nous verrons plus loin que, dans la pratique, quoique presque toutes les actions intentées contre les médecins dussent strictement ressortir des tribunaux criminels (coups et blessures), on les a poursuivis civilement, sauf dans des cas où l'homme était plutôt responsable que le médecin.

L'homme de l'art est-il responsable? Il est évident que les médecins n'échappent pas aux lois sur la responsabilité, puisque aucune autre loi ne les protège.

Que faut-il donc pour qu'un médecin soit responsable?

Il faut qu'il y ait *faute* de sa part, c'est-à-dire que, sans aucune intention criminelle, il ait commis, comme le dit l'article 319, une maladresse, imprudence, inattention, etc.

S'il n'y a pas *faute*, il s'ensuit qu'un homicide ou plutôt un décès consécutif à un traitement, une mutilation consécutive à une opération, etc., etc., qui auraient leur cause dans un événement *fortuit* ou *accidentel*, ne sauraient donner lieu à une responsabilité pénale ni civile.

Insistons de nouveau sur ce point que c'est de l'existence ou de la non-existence d'une *faute*, et non de celle d'une intention criminelle, que dépend la culpabilité ou la nonculpabilité de l'agent.

Comme nous le disions tout à l'heure, les fautes des médecins, à prendre la loi à la lettre, ressortissent presque toujours aux tribunaux criminels. Si cette loi a été appliquée quelquefois à des cas de faute tellement grave, d'ignorance tellement grossière des principes de la profession, qu'elles étaient évidentes : pour d'autres cas, dans lesquels il y avait eu mutilation et par conséquent blessure non justifiée, le médecin fut poursuivi civilement, tant les juges se rendaient compte eux-mêmes que, dans ces articles du code pénal, le législateur n'avait point eu l'intention de viser la profession médicale.

Si, en effet, on examine de près cette loi, on voit que les expressions qui y sont employées ne peuvent viser le médecin que par extension, et qu'elles ont bien plutôt été faites pour les blessures résultant d'imprudences, de coups, de rixes sur la voie publique : par exemple, le fait d'un charretier écrasant un passant, ou d'une bonne maladroite laissant tomber de sa fenêtre un pot de fleurs sur la tête de quelqu'un. Car, si nous nous reportons aux titres du Code, après lesquels sont classés les articles cités, nous trouvons la division : crimes et délits contre particuliers, et la subdivision : coups et blessures involontaires, venant après les coups et blessures volontaires, et en opposition.

Il semble que, si le législateur eût voulu viser les médecins dans cet article, il eût au moins mis les mots : *impéritie* ou *accidents*. Car, ne paraît-il pas bizarre de qualifier de *blessure* l'acte d'un chirurgien qui opère, ou les accidents consécutifs à l'administration d'un médicament.

Si ce raisonnement est juste, les médecins ne sont pénalement responsables que des coups et blessures proprement dits.

Mais, disent les jurisconsultes, ce n'est pas une raison, parce que le législateur n'a pas voulu viser le médecin, pour que la loi ne lui soit pas appliquée. Ces dispositions sont dites en droit, *démonstratives*, et elles laissent au Juge toute latitude pour les appliquer à des cas analogues.

Les médecins sont donc responsables, au même titre que les autres hommes, à quelque profession qu'ils appartiennent.

Mais, avant d'étudier l'application qu'on a faite des lois sur la responsabilité, commençons par remarquer dans quelle infériorité nous sommes placés devant ces lois, nous, dont la moindre faute est une faute lourde, et (pour nous servir d'une expression populaire) qui jouons sans cesse avec le feu. Ne sommes-nous pas constamment menacés, si le public met en rapprochement, au cours d'une maladie, les effets de notre traitement avec l'aggravation des symptômes, ne sommes-nous pas menacés, dis-je, tous les jours, de nous voir accuser d'avoir manqué aux premiers de nos principes professionnels : « *Primum non nocere* ».

N'est-il pas vrai, pour en revenir à l'exemple que nous donnions tout à l'heure, que nous sommes journellement exposés à commettre des maladresses, des erreurs, sur nos malades, beaucoup plus que le charretier n'est exposé à écraser des passants, car le passant se méfie du charretier et de ses chevaux, et le malade se livre confiant à son médecin.

« Je le demande, dit le docteur Beaude, à tous les chirurgiens, même à ceux de haute réputation, quel est celui à qui il n'est pas arrivé ce qu'on appelle un cas malheureux, c'est-à-dire un de ces cas où l'homme aurait été taxé d'ignorance et de maladresse s'il n'avait été couvert par le manteau d'une grande réputation ? (1) Et qu'on ne croie pas qu'il y avait de la faute du chirurgien : non, il avait été trompé par des symptômes insidieux, qui suffisent pour sauver sa réputation aux yeux de ses confrères, qui peuvent le comprendre : mais qui ne sauraient l'absoudre, aux yeux des juges, qui ne voudraient voir que le fait et son résultat. Ou bien, si le grand chirurgien, couvert de l'égide de son nom, trouve grâce devant le tribunal, il n'en serait pas de même du médecin, placé dans une condition médiocre : il serait condamné, car lui, il serait réputé ignorant et maladroit. C'est ainsi que serait répartie la justice : impunité pour le grand, sévérité pour le petit. »

Nous sommes donc, et surtout parmi nous les chirurgiens et les accoucheurs, dans une infériorité évidente devant ces lois générales des responsabilités, alors que la nature même de notre profession, devrait au contraire nous placer dans une supériorité telle, qu'elle ne gênât en rien notre conscience.

---

(1) Nous lisons à ce propos dans l'éloge de Dupuytren, par Pariset, les faits suivants imputés au grand chirurgien.

« Une tumeur se présente, c'est un anévrysme ; Dupuytren n'y pense pas, il l'ouvre. Un rapide jet de sang artériel l'avertit trop tard de sa méprise... »

« Une jeune fille avait sous l'aisselle une tumeur. En l'enlevant, Dupuytren ouvre des veines importantes, la malade fait une grande inspiration, les vaisseaux aspirent l'air,... syncope, mort. »

« Ce malade, ajoute Pariset, devint le texte d'une des plus belles leçons du célèbre chirurgien ».

Examinons maintenant les opinions des jurisconsultes les plus autorisés, qui ont traité la question qui nous occupe.

Il est des auteurs qui ont plaidé l'irresponsabilité des médecins, irresponsabilité absolue, sortant même du droit commun.

Et il en est d'autres dont les écrits semblaient avoir pour but de faire regorger les tribunaux civils et correctionnels, de médecins en accusation. Nous n'insisterons pas longuement sur leurs discussions, car ce n'est certainement pas de l'exagération, ni dans un sens, ni dans l'autre, que pourra sortir la vérité.

Telle est dans le premier sens l'arrêt de 1696, dont nous parlions tout à l'heure, et qui stipule que les médecins ne sont pas responsables vis-à-vis de leurs malades, parce que c'est au malade à ne pas choisir un mauvais médecin.

A propos de l'affaire Hélie, que nous reproduisons plus loin, le rapporteur de l'Académie de médecine, consultée pour ce cas, nie aussi la responsabilité médicale en dehors du droit commun : « Nul doute, dit-il, que les médecins ne demeurent légalement responsables de dommages qu'ils causent à autrui, par la coupable application des moyens de l'art, faite *sciemment*, avec préméditation et dans de perfides desseins ou de criminelles intentions. Les erreurs involontaires, les fautes hors de prévoyance, les résultats fâcheux hors de calcul, ne doivent que relever de l'opinion publique ».

Nous ne saurions admettre cette proposition, car elle aurait pour conséquence, de rendre la société désarmée contre nous, et d'assurer l'impunité à un médecin, par exemple, qui ordonnerait, par erreur, quarante centigrammes de morphine, au lieu de quatre centigrammes, et tuerait son malade.

Citons notamment les opinions qui, par leur sagesse et leur modération, nous paraissent contenir la vérité et qui, tout en rendant les médecins responsables de leurs fautes grossières, reconnaissent qu'on ne saurait leur appliquer ces lois sur la responsabilité avec trop de prudence.

« Il est vraisemblable, dit M. Fodéré, qu'on arrêterait les efforts du génie, si on voulait astreindre la médecine, comme on le fait pour la religion ou la jurisprudence, à des règles fixes et invariables. Ces choses peuvent être assujetties à des lois positives, parce que leur objet varie peu, au lieu que rien ne présente un fond et des formes plus variés, que le corps humain vivant, objet de la médecine.

« Aussi, il convient de laisser aux gens de l'art la plus grande liberté dans leurs voies de traitement, et, en même temps, de les rendre responsables civilement de toutes les fautes commises par trop de témérité ou par une présomptueuse ignorance, comme dans les cas suivants :

« 1° Lorsqu'on aura essayé un remède nouveau ou inconnu, ou qu'il aura été pris dans la classe des poisons et qu'il en sera résulté de graves inconvénients pour le malade;

« 2° Lorsque, sans nécessité urgente, l'homme de l'art aura donné à une femme enceinte des remèdes desquels l'avortement se sera suivi;

« 3° Lorsque, dans une maladie grave, il sera resté dans l'inaction, tandis qu'il devait opérer, etc. ».

Nous résumons ainsi l'opinion de Trébuchet et de Collinières qui disent en substance : Le médecin qui agit dans les limites de son art avec la conscience de son opinion et de la bonté de son système, n'encourt aucune responsabilité. La loi détermine les épreuves par lesquelles on peut acquérir le titre de docteur, mais ne soumet l'art de la médecine à aucun contrôle. Comment les tribunaux pourraient-ils se rendre juges d'un fait et d'un traitement médical ?

La responsabilité n'existe donc que si on reproche à un médecin une faute, c'est-à-dire un fait en dehors de toute question scientifique, et c'est alors que l'appréciation du juge détermine si ce fait a réellement le caractère d'une faute.

Un arrêt de la Cour de Rouen (4 décembre 1845) déclare « qu'un médecin n'est pas responsable de la mort de son malade survenant à la suite d'un remède, lorsque la preuve n'est pas faite que la mort a été causée par l'emploi d'un médicament ».

Terminons en citant quelques lignes de l'avocat général Dupin dont nous reproduisons plus loin le plaidoyer *in extenso* :

« Dans les conditions de ce genre, il ne s'agit pas de savoir si le traitement a été ordonné à propos ou mal à propos, s'il devait avoir des effets salutaires ou nuisibles, si un autre n'aurait pas été préférable, si telle opération était ou non indispensable, s'il y a eu imprudence ou non à la hasarder, maladresse ou malhabileté à l'exécuter, si avec tel ou tel instrument, d'après tel ou tel procédé, elle n'aurait pas mieux réussi ? Ce sont là des questions scientifiques à débattre entre docteurs, et qui ne peuvent pas constituer des cas de responsabilité civile, ni tomber sous l'examen des tribunaux.

« Mais, du moment que les faits reprochés aux médecins sortent de la classe de ceux qui, par leur nature, sont exclusivement réservés aux doutes et aux discussions de la science, du moment qu'ils se compliquent de négligence, de légèreté, ou d'ignorance des choses qu'on devait nécessairement savoir, la responsabilité de droit commun est encourue, et la compétence de la justice est ouverte ».

Cette opinion a encore été confirmée dans un arrêt du Tribunal civil de la Seine en 1889, ainsi conçu : « Si un médecin a commis une faute ou une imprudence, ou s'il s'est écarté des règles de sa profession, il n'appartient pas au juge de trancher la question scientifique d'appréciation et de pratique médicale, non plus que de se prononcer sur l'opportunité d'une opération, sur la méthode préférable à employer, et sur le meilleur traitement à suivre : les questions purement techniques échappent à leur compétence, et ils doivent se borner à rechercher s'il y a eu, de la part de l'homme de l'art, imprudence, négligence, faute de soins manifeste. »

Dans l'examen des espèces qui vont suivre, nous avons préféré étudier à fond quelques procès des plus intéressants, plutôt que reproduire la quantité des arrêts rendus à propos des questions de responsabilité médicale. Nous avons choisi à dessein les affaires les plus litigieuses et celles qui ont soulevé le plus de discussions, le plus de polémiques, pensant que c'est dans ces espèces discutables et discutées, qu'on peut trouver les limites de la responsabilité.

Affaire Hèlie. — L'affaire Hélie, qui va nous occuper, est une des plus intéressantes, car c'est à ce propos que l'Académie fut consultée, et nia la responsabilité médicale en dehors du droit commun.

En 1825, le docteur Hélie, appelé au secours de la femme Foucault, en travail d'enfant, coupa les deux bras de cet enfant, qui survécut à l'opération. Le père de l'enfant intenta une action à ce médecin qui fut traduit le 6 décembre 1825 devant le tribunal civil de Domfront. En vain, le docteur Hélie prétendit qu'un docteur en médecine ou en chirurgie, n'était pas responsable de ses faits de pratique : le tribunal, s'appuyant sur les art. 1382 et 1383 du Code civil, rejeta ses prétentions et ordonna qu'il serait fait une enquête sur cette affaire. Il entendit de nombreux témoins et consulta, le 13 juillet 1827, l'Académie royale de médecine, à laquelle il renvoya toutes les pièces de la procédure, et diverses questions qu'il en avait déduites. L'Académie nomma immédiatement une Commission qui déclara, dans un rapport du 21 février 1829, que l'accoucheur avait commis une faute, mais qu'il n'appartenait pas à l'Académie de prononcer s'il devait en être responsable. L'Académie ne crut pas devoir adopter ces conclusions, et elle y substitua la réponse suivante : « la manœuvre inculpée compte pour elle un assez grand nombre d'autorités imposantes, pour qu'elle ne puisse pas être attribuée à l'erreur ».

Cette dissidence, qui se reproduisit dans toutes les questions que la Commission avait à résoudre, nécessita la nomination d'une Commission nouvelle, qui présenta son rapport le 29 septembre 1829 : les conclusions de ce rapport furent que l'Académie ne trouvait, dans les pièces de la procédure, aucun élément suffisamment clair pour répondre aux questions du tribunal de Domfront.

Elle déclara en outre que :

1° On ne saurait décider si l'accoucheur a été fondé à penser que les bras de l'enfant fussent ou ne fussent pas sphacélés ; 2° on ne peut ni connaitre ni apprécier les conditions qui pouvaient, devaient, dans l'espèce, exiger, imposer telle ou telle manœuvre ; 3° la situation de la mère restant donc indéfinie, inconnue, médicalement parlant, l'Académie ne pouvait arriver à décider si cette situation pouvait légitimer l'opération qui a été pratiquée.

L'Académie disait en outre que les erreurs involontaires, les fautes hors de prévoyance, les résultats fâcheux hors de calcul, ne devaient relever que de l'opinion publique, et n'étaient pas justiciables des tribunaux.

Le tribunal de Domfront, « appréciant l'avis de l'Académie, considérant qu'il ne pourrait prendre pour règle ces avis incomplets, où les questions sont élucidées plutôt que résolues, et délibérées sous l'influence de cette pensée prédominante : que les médecins, dans l'exercice de leur profession, ne sont pas justiciables des tribunaux pour des fautes graves résultant du défaut de science, de l'imprudence ou de quelque cause que ce soit, pourvu qu'il n'y ait pas coupable application des moyens de l'art, faite sciemment et avec préméditation, dans de perfides desseins ou des instructions criminelles, pensée que le tribunal ne peut partager;

« Considérant que les douleurs pour accoucher n'ont été vives et pressantes qu'à six heures du matin, que tout annonce qu'elles n'ont eu lieu qu'après l'arrivée du docteur Hélie, que la compression du bras droit de l'enfant n'a pu être ni violente, ni de longue durée et n'a pu produire le sphacèle.... Considérant que, malgré les assertions du médecin, il est douteux qu'il ait tenté la version; que, d'ailleurs, il n'a essayé aucun des moyens recommandés en pareil cas; que, loin de là, une heure lui a suffi pour faire les préparatifs de l'accouchement, tenter, dit-il, vainement, l'introduction de la main, couper les deux bras, opérer la version et délivrer la femme Foucault; que rien ne nécessitait cette précipitation, puisque après six heures du matin la femme Foucault se promenait encore dans son jardin, qu'au moment de l'opération, elle s'est rendue elle-même sur son lit de douleur, marchant seulement à l'aide d'un bras, et qu'après l'opération elle a marché encore pour se rendre à un autre lit; que, par conséquent, l'accoucheur avait tout le temps nécessaire pour suivre, dans un accouchement qui présentait des difficultés, les prescriptions des maîtres de l'art, essayer les divers moyens que cet art lui indiquait, et appeler des confrères en consultation; que, ne l'ayant pas fait, mais au contraire, ayant agi sans prudence et avec une précipitation incroyable, il est coupable d'une faute grave qui le rend responsable des dommages résultant de la mutilation de l'enfant Foucault, condamne Hélie à payer à l'enfant Foucault 100 francs par an, jusqu'à ce qu'il ait atteint l'âge de dix ans, et à lui servir ensuite une rente viagère de 200 francs ». (28 septembre 1830).

Avant de donner notre opinion sur cette espèce, disons que nous sommes loin de partager les idées que l'Académie de médecine émit à cette époque, sur la question générale de la responsabilité médicale.

Nous en avons donné les raisons au commencement de cette étude.

Remarquons seulement que, dans cette affaire qui souleva tant de difficultés, les tribunaux ne trouvèrent pas de lumières suffisantes dans les longues discussions de l'Académie (discussion du point scientifique bien entendu) qui, elle, déclarait ne pas pouvoir se prononcer, à cause des controverses techniques que soulevait cette question, et à cause de l'obscurité même des faits, que personne de compétent n'avait constaté. Ils préférèrent s'en rapporter aux dépositions d'une sage-femme, et discutèrent eux-mêmes l'opération.

Était-ce pour protester contre l'irresponsabilité déclarée par l'Académie et protéger la société contre les médecins? Le but était sans doute louable, nous voulons le croire, mais le fait d'une discussion d'ordre scientifique par des juges, n'en reste pas moins avéré et ils se prononcèrent sur cette question que l'élite des médecins avait déclaré ne pouvoir trancher.

Affaire Thouret-Noroy. — Nous donnons *in extenso* la série des débats de cette affaire, qui est des plus intéressantes et qui a donné lieu à la plaidoirie de l'avocat général Dupin, jurisconsulte éminent, dont les opinions sur la responsabilité médicale, émises à propos de cette affaire, ont servi de base à l'interprétation de la loi dans les jugements qui suivirent.

Cette affaire, outre l'intérêt qu'elle comporte en elle-même, se recommande particulièrement à notre attention en ce qu'elle souleva à l'époque des discussions sans fin, et qu'elle motiva, à la suite de la condamnation de l'inculpé, une protestation des médecins de Paris, dans laquelle ils nièrent le fait de la responsabilité médicale. Ils ouvrirent une souscription en faveur du malheureux docteur.

Toutefois, à la fin de leur rapport, ils disaient en propres termes : « Il est évident que tous les méfaits qu'on ne peut attribuer raisonnablement aux incertitudes de la science et aux difficultés de l'art, doivent être réprimés. Tous les autres ne sont justiciables que de l'opinion publique ».

Voici les faits :

En 1832, le docteur Thouret-Noroy ayant fait au sieur Guigne une saignée au bras, ouvrit l'artère brachiale ; et quoique les assistants lui eussent fait remarquer diverses circonstances qui devaient exciter son attention, il n'employa aucun des moyens convenables pour prévenir les accidents qui devaient résulter de la piqûre de cette artère, se contentant d'appliquer sur la tumeur qui se forma au pli du coude, des topiques insignifiants. Au bout de quatre mois, un officier de santé appelé par le malade, que le docteur Thouret-Noroy avait tout à fait négligé, reconnut l'anévrysme, et tenta, à plusieurs reprises, d'en faire la ligature ; mais la gangrène étant survenue, il fallut amputer le bras. De là, une action en dommages-intérêts, intentée par Guigne contre Thouret-Noroy.

Le tribunal d'Évreux : « Attendu que si la justice doit protéger les professions libérales contre le caprice et la mauvaise humeur, ou même contre les plaintes légitimes, mais légères ; cette protection toutefois ne peut s'étendre aux abus graves, aux fautes dans lesquelles il n'est permis à personne de tomber ; qu'en effet, si l'on peut trouver dans les garanties de capacité fournies par ceux qui ont embrassé ces professions, et dans la difficulté d'appréciation des faits, une espèce de présomption ou de fin de non-recevoir, suffisante pour repousser ou détruire la preuve des reproches peu importants ; si, d'une autre part, et dans ce cas, les clients peuvent, jusqu'à un certain point s'imputer de s'être adressés à un conseil ignorant ou incapable, lorsque leur choix n'était ni limité, ni forcé, il faut reconnaître cependant que les articles 1382 et 1383 du Code civil reprennent toute leur force lorsqu'il y a eu maladresse, imprudence, inattention, inobservation des règles les plus simples et les plus usuelles, et surtout lorsque, pour dissimuler ou réparer les suites de ces fautes, il a été employé des moyens perfides, dangereux ou même inefficaces, au lieu de provoquer des avis plus sages ou d'y recourir soi-même ; qu'il résulte des faits articulés par Guigne, que Thouret-Noroy, en opérant une saignée, lui aurait ouvert une artère, qu'il aurait cherché à dissimuler ou réparer cette faute par l'emploi des moyens, que devait interdire la pratique la moins exercée ; qu'enfin, l'amputation du bras de Guigne aurait été la suite immédiate et nécessaire de ces faits, soit isolés, soit réunis ; qu'il est incontestable que la preuve qui pourrait en être faite devrait obliger Thouret-Noroy à réparer autant que possible le dommage qu'il aurait causé, sauf à lui, dans le cas contraire, à réclamer toute la sévérité de la justice contre Guigne pour le préjudice porté à sa réputation, admet le demandeur à faire la preuve des faits par lui articulés. »

Le même tribunal jugeant après enquête :

« Attendu qu'il résulte de l'enquête : 1° Que le sieur Thouret-Noroy, faisant une saignée au sieur Guigne, a ouvert l'artère brachiale ; 2° qu'il a pu reconnaître sur le champ cet accident grave ; 3° que cependant, à dessein de le dissimuler, il a négligé de pratiquer immédiatement le seul moyen que l'art lui indiquait ; la compression avec un corps dur, se contentant d'appliquer un simple bandage ; 4° qu'en cet état Guigne a été abandonné par lui pendant plusieurs jours ; 5° que l'anévrysme s'étant manifesté, Thouret-Noroy, au lieu de pratiquer la ligature, n'a employé que des moyens inefficaces ;

« Attendu qu'il y a eu de sa part maladresse, oubli des règles, négligence grave et conséquemment faute grossière dans la saignée et le traitement ultérieur, condamne Thouret-Noroy à payer à Guigne la somme de 600 francs et, en outre, à lui faire une rente viagère de 150 francs ».

Sur l'appel, la Cour de Rouen confirma, le 22 mai 1834, le jugement précédent, s'appuyant 1° sur l'impression des personnes présentes à l'opération ; 2° sur l'état de santé consécutive de Guigne et sur les douleurs continuelles qu'il éprouvait ; 3° sur l'apparition d'une tumeur et sur le traitement médicamenteux de Thouret ; 4° sur l'insuccès de ce traitement, sur l'incapacité de travail de Guigne ; 5° sur ce que l'officier de santé qui fit l'amputation fit constater par quatre témoins (étrangers à la profession médicale) que la tumeur était animée de battements, et qu'il existait une piqûre de l'artère et que ces témoins jugèrent à l'odeur et à la couleur du sang que c'était du sang artériel ; 6° que Thouret n'a fait aucune observation ni aucune interpellation lors de la déposition de l'officier de santé, enfin 7° que la nécessité de l'amputation s'est imposée par le résultat de la saignée qu'il a pratiquée, par l'inefficacité de ses remèdes, sa négligence grave, sa faute grossière et, *notamment, par l'abandon* du malade dont il a refusé de visiter le bras.

Pourvoi en cassation, pour violation de la loi du 19 ventôse an XI et fausse application, par suite, des articles 1382 et 83 du code civil.

Le demandeur commence par convenir, qu'aucune profession ne jouit de l'irresponsabilité devant la justice, mais que si le médecin est responsable des faits matériels étrangers à l'exercice de l'art médical, par contre il ne l'est pas du mauvais succès de ses soins et de ses erreurs. Il cite comme exemple de responsabilité le cas d'un chirurgien qui opère en état d'ivresse, d'un médecin qui refuse ses soins à un malade gravement atteint. »

C'est, dit-il, dans ces cas, une faute de l'homme et non du médecin.

Il répond aux différents faits qu'on lui reproche : maladresse, oubli des règles de l'art, négligence grave dans le traitement ultérieur, que ces faits lui étaient commandés par les règles de l'art, du moins d'après son opinion scientifique personnelle, qu'il dit être inviolable.

Quant à la question d'abandon, il prétend avoir fait tout ce qu'il avait cru que réclamait l'état du malade ; s'il s'est trompé en pensant qu'il n'y avait plus rien à faire pour la bonne issue de la maladie, c'est avec autant de bonne foi qu'il en avait mis, lorsqu'il pratiqua la saignée.

La loi ne punit pas l'erreur du médecin, ni son ignorance, c'est sa volonté de faillir qu'elle frappe : *concilii nun fraudulatis nulla obligatio.*

M. le Procureur général Dupin prend ensuite la parole en ces termes :

« Messieurs, on doit s'étonner du caractère de généralité que le demandeur en cassation s'est efforcé de donner en cette affaire : A l'entendre, s'il ne parvient à gagner son procès, il n'y a plus de médecine possible ; les hommes les plus recommandables par leur science et leurs vertus n'oseront plus exercer leur art ; leur réputation sera mise à la merci des tribunaux, et ils se trouveront placés dans cette désespérante alternative ou de refuser leur ministère dans toutes les circonstances difficiles, ou de répondre des malades sur leur fortune et leur considération. Non, Messieurs, telle n'est pas la conséquence de l'arrêt qui vous est déféré, tel ne sera pas l'effet de celui que vous êtes appelés à rendre ; le docteur Thouret-Noroy aura seul perdu son procès, la noble profession de médecine n'en recevra pas d'atteintes, elle restera, ce qu'elle a toujours été, une des plus belles, des plus utiles et des plus honorables, quand elle est honorablement exercée. Il ne peut venir à la pensée de personne de rendre les médecins indéfiniment responsables de l'emploi d'un art qui, de l'aveu de tous, est souvent conjectural ; depuis longtemps on a dit :

« *Quod medicorum est, promittant medici* ».

« Mais si le simple défaut de science, ou défaut de succès ne suffisent pas pour motiver une action contre les médecins, il peut se rencontrer des circonstances où le dol, la mauvaise foi, une pensée criminelle, une négligence inexcusable, et d'autres faits du même genre entièrement séparés de la question médicale, constituent de leur part un manquement aux devoirs de leur état, tel qu'on ne pourrait proclamer en pareil cas l'irresponsabilité de l'homme de l'art, sans mettre en péril le reste de la société.

« Dans ces circonstances rares, mais qui peuvent se rencontrer quelquefois, si le médecin est traduit devant les tribunaux, on ne doit pas dire que sa réputation est à leur merci ; seulement ses actes sont soumis à leur équitable appréciation, comme le sont les actions de tous les autres citoyens, quels que soient d'ailleurs leur état et leur condition.

« Les articles 1382 et 1383 du Code civil rappellent le principe général, que chacun est responsable des dommages qu'il a causés, non seulement par son fait, mais encore par sa négligence ou par son imprudence.

« Le savant et judicieux Domat l'avait développé en ces termes :
« Toutes les pertes et tous les dommages qui peuvent arriver
« par le fait de quelque personne, soit imprudence, légèreté,
« ignorance de ce qu'on doit savoir, ou autres fautes semblables,
« si légères qu'elles puissent être, doivent être réparées par celui
« dont l'imprudence ou autre faute y a donné lieu, car c'est un
« tort qu'il a fait, quand même il n'aurait pas eu intention de
« nuire. »

« Ce principe est établi par la loi civile de la manière la plus étendue, sans exception. Il exerce sa puissance non seulement sur les actes et sur les faits accidentels de la vie privée, mais encore sur ceux qui se rattachent à l'exercice des diverses professions, ou même à celui des fonctions publiques.

« C'est principalement dans ces derniers cas, c'est-à-dire, lorsqu'il s'agit de l'exercice d'une profession ou d'une fonction publique, que l'on est responsable avec les tiers, non seulement de son imprudence, de sa légèreté, mais encore de ce qu'on doit savoir.

« Il faut mettre au nombre des dommages causés par des fautes, dit encore Domat, ceux qui arrivent par l'ignorance des choses que l'on doit savoir. Ainsi lorsqu'un artisan, pour ne pas savoir ce qui est de sa profession, fait une faute qui cause quelque dommage, il en sera puni ; ainsi, s'il arrive qu'un charretier ayant mal rangé des pierres sur une charrette, la chute d'une pierre cause quelque mal, il en répondra.

« De même l'architecte ou l'entrepreneur est responsable pendant dix ans, aux termes de l'article 1792 du Code civil, de l'édifice qu'il a construit, et il doit réparation de tous les dommages, qu'aurait occasionnés sa chute survenue en tout ou en partie par le vice de la construction, même par le vice du sol, parce qu'il devrait connaître les règles de son art et les mettre en pratique de manière à prévenir cette chute.

« Une responsabilité semblable pèserait sur le charpentier, le couvreur, et sur tout autre artisan exerçant une profession industrielle ; Pothier cite notamment pour exemple le cas, où un charpentier aurait mis des étais trop faibles, et aurait ainsi entraîné, par sa faute, la chute d'un édifice.

« Cette rigueur de principes, puisée dans la loi naturelle elle-même, serait-elle uniquement réservée contre ceux qui exercent des professions mécaniques, industrielles ? de telle sorte que dans les professions scientifiques, dans les charges ou fonctions publiques qui supposent plus d'étude, plus de savoir et des conditions d'aptitude plus élevées, il y aurait à l'inverse moins de responsabilité.

« Non, Messieurs, il n'en est pas ainsi. Parcourons la série de ces principales professions, charges ou fonctions publiques ; dans toutes nous trouverons l'application du même principe, pour la réparation du dommage causé.

« 1° Le notaire répond de la nullité ou des vices des actes qu'il passe, soit qu'ils proviennent de surcharges, interlignes, additions, vices ou omissions de forme, aux termes des articles 16 et 68 de la loi du 25 ventôse an XI, et la jurisprudence et les auteurs sont d'accord pour étendre cette responsabilité aux nullités, qui sont le résultat non seulement d'une faute proprement dite, mais encore de l'impéritie et de l'ignorance d'une chose que le notaire ne devrait pas ignorer. Ainsi, dans un cas pareil, la nullité d'un testament, d'une donation ou des transactions les plus importantes, retomberait à sa charge, et il serait obligé d'indemniser les parties lésées par l'inconséquence de son impéritie (Grenier, *Traité des donations*, article premier, n° 232 ; Toullier, t. V, n° 389) ;

« 2° L'huissier est soumis aux mêmes règles pour la nullité des exploits, ou des actes dont il est chargé, provenant de sa négligence ou de son impéritie dans les choses qu'il doit savoir (l'article 45 du décret du 14 juin 1813 contient une application particulière de cette responsabilité) ;

« 3° De même l'avoué pour les procédures qu'il est chargé de diriger ;

« 4° L'agent de change, pour les opérations qui lui sont confiées;

« 5° Nul doute, enfin, que l'avocat ne soit aussi responsable dans l'exercice de sa profession. Sans doute, il ne sera pas exposé à se voir assigner à l'issue de l'audience, pour répondre du jugement du procès ; l'avocat ne peut répondre de l'arrêt, il ne peut répondre de ce qui serait le résultat de l'erreur, de la partialité ou de la passion du juge ; un mal jugé est pour lui ce que la nature, la mort, la fatalité sont pour le médecin, des cas fortuits, une force majeure, mais il serait responsable si, par négligence, légèreté ou même ignorance de ce qu'il devait savoir nécessairement, il avait porté préjudice à ses clients ; l'article 17 de l'ordonnance du 20 novembre 1822 en contient la réserve expresse.

« Cela ne veut pas dire que les notaires, les agents de change, les huissiers, les avoués et les avocats se trouveront exposés à des procès quotidiens de la part de leurs clients ; que nul d'entre eux n'osera plus se charger des actes de son ministère ; enfin, que l'on méconnaîtra les règles de la simple raison, qui veulent que l'on tienne compte du plus ou moins de capacité, du plus ou moins d'expérience ou de talent, dans les personnes qui exercent une même profession, et qu'on réponde aux clients qui se plaignent de ceux qu'ils ont choisis : « Pourquoi avez-vous choisi « ainsi ? *Cur talem elegeris* » ?

Aucune de ces objections n'est fondée, parce que dans la responsabilité telle que l'entend la loi civile, il ne s'agit pas de la capacité plus ou moins étendue, de talent plus ou moins brillant, plus ou moins solide, mais seulement de la garantie contre l'imprudence, la négligence, la légèreté et une ignorance crasse des choses que l'on devait nécessairement savoir et pratiquer dans sa profession.

« Les tribuuaux sont là pour apprécier les faits, et dans cette appréciation, ils ne doivent pas perdre de vue ces principes : que, pour qu'un homme puisse être déclaré responsable d'un acte de sa profession, il faut qu'il y ait une faute dans son action, c'est-à-dire il faut qu'il lui ait été possible, avec plus de vigilance sur lui-même, ou sur ses actes, de s'en garantir, ou que le fait qui lui est reproché soit tel qu'il soit tout à fait inexcusable de l'avoir commis.

« Ce qui doit consoler les professions de la responsabilité qui pèse sur ceux qui les exercent, c'est que l'exercice des fonctions publiques entraine la même responsabilité dans les cas qui en sont susceptibles. Cette responsabilité à l'égard des fonctionnaires publics est, non seulement l'application d'un principe de droit naturel, mais l'application d'un principe de droit constitutionnel.

« Ainsi, sans parler des dépositaires publics responsables des deniers ou des actes qui leur sont confiés, des conservateurs des hypothèques responsables, à peine de dommages-intérêts envers les tiers, des formalités que la loi leur prescrit de remplir, je parlerai de ce qui concerne les magistrats.

« Le Code de procédure établit d'une manière générale la prise à partie contre les juges en réparation du dommage qu'ils ont pu causer par leur faute, à leurs justiciables ; et il établit cette action, non seulement pour des cas de négligence, par exemple en matière criminelle, si le juge qui a tenu l'audience n'a pas signé dans les vingt-quatre heures la minute du jugement (C. d'instr. crimin., art 164), ou si le juge de paix a laissé périmer l'instance par sa faute (C. de proc., art. 15), mais encore dans les cas où il peut n'y avoir eu qu'ignorance ou oubli de la loi ; ainsi la responsabilité pèse sur le juge s'il a prononcé la contrainte par corps dans des cas pour lesquels la loi ne l'a pas établie (C. civ., art. 2063); sur le juge d'instruction, pour inobservation des formalités requises à l'égard des témoins (C. d'instr. crim., art. 77); sur le juge d'instruction et sur le ministère public, pour inobservations des formes prescrites dans les divers mandats (art. 112); sur le juge d'instruction ou l'officier qui a commis une nullité, qui oblige à recommencer tout ou partie de la procédure (art. 415); enfin sur le procureur général, s'il a porté devant la Cour une accusation hors les formes et les cas déterminés par la loi (art. 271) ».

« Pourquoi donc les médecins et les chirurgiens seraient-ils seuls exempts de cette responsabilité naturelle, qui pèse à la fois sur toutes les fonctions publiques, et sur toutes les professions ?

« Comment leur diplôme serait-il pour eux un brevet d'incapacité? Renferme-t-il dans la clause burlesque qu'a rappelée à cette audience l'avocat du demandeur, le droit d'agir, *impune per omnem terram* ? Dira-t-on qu'avant d'être autorisés à exercer leur profession, ils subissent des examens, soutiennent des thèses, et que leur capacité se trouvant ainsi légalement établie, ils n'ont plus à répondre? Mais le notaire, l'avoué, l'avocat ont aussi des conditions à remplir, des épreuves légales à subir, des diplômes à recevoir, et cela ne les empêche pas d'être responsables.

« Dira-t-on que c'est au client à s'en prendre à lui-même du mauvais choix qu'il a fait, et qu'on pourra toujours lui dire : pourquoi avez-vous choisi celui-là ? Mais la même raison pourrait aussi bien s'appliquer à l'égard du notaire, de l'avoué, de l'avocat?

« Dira-t-on enfin, comme les médecins eux-mêmes ont la modestie d'en convenir, que la médecine est un art conjectural, que les plus grandes renommées de la science diffèrent souvent, dans la même maladie, d'opinion, de vue, sur la nature, sur les causes, sur les préservatifs, sur les remèdes, et que nul n'osera plus entreprendre une cure, hasarder une opinion, s'il lui faut répondre du résultat ?

« Mais qui songe à imposer au médecin, ou à toute autre profession scientifique quelconque une telle responsabilité? Dans les questions de ce genre, il ne s'agit pas de savoir si le traitement a été donné à propos ou mal à propos, s'il devait avoir des effets salutaires ou nuisibles, si un autre n'aurait pas été préférable, si telle opération était ou non indispensable, s'il y a eu imprudence ou non à la hasarder, maladresse ou malhabileté à l'exécuter, si avec tel ou tel instrument, d'après tel ou tel procédé, elle n'aurait pas mieux réussi? Ce sont là des questions scientifiques à débattre entre docteurs, et qui ne peuvent pas constituer des cas de responsabilité civile, ni tomber dans l'examen des tribunaux.

« Mais du moment que les faits reprochés aux médecins sortent de la classe de ceux qui par leur nature sont exclusivement réservés aux doutes, et aux discussions de la science, du moment qu'ils se compliquent de négligence, de légèreté, ou d'ignorance des choses qu'on devrait nécessairement savoir, la responsabilité de droit commun est encourue, et la compétence de la justice est ouverte.

« Qu'un médecin ordonne une potion, qu'il proportionne les éléments dont il la compose d'une manière plus ou moins salutaire, plus ou moins en harmonie avec le mal et avec le tempérament du malade, jusque-là il peut n'y avoir qu'un fait soumis aux discussions scientifiques des docteurs; mais qu'il prescrive une dose telle, qu'elle a dû être infailliblement un poison, par exemple une once d'émétique au lieu de deux ou trois grains, toute la responsabilité de ce fait retombe sur lui, sans qu'il soit nécessaire, à l'égard de la responsabilité purement civile, de rechercher s'il y a de sa part intention coupable. Il suffit qu'il y ait eu négligence, légèreté ou méprise grossière, et par cela même inexcusable.

« Assurément, il serait injuste et absurde de prétendre qu'un médecin ou un chirurgien réponde indéfiniment des résultats qu'on voudrait attribuer à l'ignorance, ou à l'impéritie; mais réciproquement, il serait injuste et dangereux pour la société, de proclamer comme un principe absolu, qu'en aucun cas ils ne sont responsables dans l'exercice de leur art.

« Un jugement, qui se serait décidé par l'une ou l'autre de ces questions, ne pourrait échapper à la cassation.

« Mais si la vérité n'est dans aucun de ces deux extrêmes, elle se trouve dans le juste milieu, qu'il faut garder ici, comme en bien d'autres circonstances.

« Non, le médecin, le chirurgien ne sont pas indéfiniment responsables, mais ils le sont quelquefois ; ils ne le sont pas toujours, mais on ne peut pas dire qu'ils ne le sont jamais.

« Cependant, où est la limite de cette responsabilité ? où trouverons-nous la ligne de démarcation ?

« Il est impossible de la fixer d'une manière générale.

« C'est au juge à la saisir, et à la déterminer dans chaque espèce, selon les faits et les circonstances, qui peuvent varier à l'infini, en ne perdant jamais de vue le principe fondamental que nous avons posé, et qui doit toujours lui servir de guide : qu'il faut pour qu'un homme soit responsable de sa profession, qu'il y ait eu faute dans son action, soit qu'il lui eût été possible, avec plus de vigilance sur lui-même ou sur ses actes, de s'en garantir ; ou que le fait qui lui est reproché soit tel, que l'ignorance sur ce point ne lui était pas permise dans sa profession.

« C'est aux tribunaux, à faire cette application avec discernement, avec modération, en laissant à la science toute la latitude dont elle a besoin, mais en accordant aussi, à la justice et au droit commun tout ce qui leur appartient...

« M. le Conseiller a établi dans son rapport, que, dans l'ancienne jurisprudence, il y avait doute, si l'on pouvait agir par la voie criminelle ; mais il a démontré en même temps qu'il n'y avait aucun doute qu'on pût agir par l'action civile ; seulement cette responsabilité civile, rarement provoquée, était tantôt accueillie, tantôt repoussée par les tribunaux, selon la qualité des faits, et la nature des circonstances ; tout dépendait des circonstances, et, comme le dit Papin, *De la faute des médecins et chirurgiens*, il faut enquérir, c'est-à-dire il faut procéder à une instruction, pour rechercher et constater la nature et la vérité des faits, et juger en conséquence.

« La loi spéciale du 19 ventôse an XI, invoquée par le demandeur, ne contient rien qui soit contraire aux principes que nous venons d'exposer ; de ce qu'elle accorde un secours ou indemnité, contre l'officier de santé, dans le cas d'accidents graves, à la suite d'une opération qu'il aurait exécutée, hors de la surveillance et de l'inspection d'un docteur, on a cru être en droit de conclure que, puisque la loi déclare l'officier de santé responsable, et n'étend pas cette disposition au docteur, puisque, au contraire, le docteur, par sa surveillance, suffit pour communiquer à l'officier de santé son irresponsabilité, il est lui-même irresponsable.

« Cette conclusion n'est pas juste : la loi ne dit nulle part que le docteur en médecine est dispensé de répondre de ses faits de négligence, de légèreté, etc., elle dit seulement que l'officier de santé sera soumis à un recours en indemnité, pour les suites, graves d'une opération, lorsqu'il aura négligé d'appeler un docteur.

« Ainsi la différence entre eux, c'est que pour rendre le docteur responsable, il faudrait contre lui des faits de négligence, de légèreté ou d'ignorance impardonnable ; tandis que contre l'officier de santé, le simple fait de n'avoir pas réclamé l'assistance d'un docteur, est une négligence suffisante pour entrainer la responsabilité, et il n'y a aucun besoin d'en établir d'autre contre lui.

« Aussi voyons-nous que sous l'aupice de cette loi, comme sous l'ancienne jurisprudence, la responsabilité invoquée contre les chirurgiens, pharmaciens et médecins a été appliquée par plusieurs arrêts cités par M. le Rapporteur, toutes les fois qu'il s'est présenté des cas, rares à la vérité, mais des cas précis, où les faits avaient le caractère de gravité jugé nécessaire, pour entrainer cette responsabilité.

« Faisons maintenant l'application de ces principes à l'espèce :

« La Cour de cassation n'est pas juge du fait, elle n'a point à le rechercher, à le construire, à le prouver ; c'est la mission des juges ordinaires. La Cour de cassation accepte le fait tel qu'il est établi dans l'arrêt attaqué, et le mal jugé fût-il patent, il suffit qu'il soit en fait pour qu'il échappe à la censure de la Cour.

« La question dépend des circonstances : voilà pourquoi, ainsi que nous l'avons vu, on peut citer des arrêts qui auront condamné, d'autres qui auront absous pour ce fait.

« Il n'y a pas non plus à examiner avec les premiers juges si, l'accident arrivé, il fallait employer tel mode de compression ou tel autre, si les moyens résolutifs étaient suffisants ou non ; la question est ici entre Hippocrate et Gallien : elle n'est pas judiciaire, et s'il n'y avait que de pareils motifs pour soutenir l'arrêt, ils seraient impuissants, il devrait être cassé.

« Mais l'arrêt, en cela d'ailleurs mieux motivé que le jugement des premiers juges, nous fournit d'autres faits précis, judiciairement établis, qu'il ne nous appartient pas de rechercher ni de vérifier, mais que nous devons admettre pour constants :

« Il y a eu enquête ordonnée, faite et acceptée de part et d'autre, et à la suite de ces recherches, l'arrêt déclare en ces termes exprès :

« Qu'il est établi par tous les documents du procès, que c'est par le fait de Thouret-Noroy, par le résultat de la saignée qu'il a pratiquée, par la lésion de l'artère brachiale, par sa négligence grave, par sa faute grossière, notamment par l'abandon du malade, dont il a refusé de visiter le bras lors même qu'il en était par lui requis, que l'amputation du bras de l'infortuné Guigne, après les opérations réitérées et douloureuses qu'il avait subies, est devenue indispensable.

« La discussion de ces faits, quant à vérité de leur existense, n'est plus permise devant vous.

« N'y eût-il que celui d'avoir abandonné le malade et refusé de le visiter, lors même qu'il en était par lui requis, ce fait à lui seul suffirait pour justifier la condamnation en dommages intérêts prononcée contre Thouret-Noroy. En désertant son malade, il a manqué au premier devoir de son état, à cette double qualité qui distinguait le médecin d'Horace : « *Celer atque fidelis medicus.* »

« Que les médecins se rassurent ; l'exercice de leur art n'est pas mis en péril ; la gloire et la réputation de ceux qui l'exercent avec tant d'avantages pour l'humanité, ne seront pas compromises par la faute d'un homme qui aura failli sous le titre de docteur. On ne conclut pas, ou l'on conclurait mal du particulier au général, et d'un fait isolé à des cas qui n'offriraient rien de semblable. Chaque profession renferme dans son sein des hommes dont elle s'enorgueillit, et d'autres qu'elle désavoue.

« Dans ces circonstances et par ces considérations, nous estimons qu'il y a lieu à rejeter le pourvoi. »

La Cour : attendu que, pour décider que le sieur Thouret-Noroy était responsable envers Guigne de la perte de son bras, l'arrêt attaqué s'est fondé sur la négligence de ce médecin, sur sa faute grave, et notamment sur l'abandon volontaire où il avait laissé le malade en refusant de lui continuer ses soins et de visiter son bras lorsqu'il en était par lui requis ; que ces faits matériels sont du nombre de ceux qui peuvent entraîner la responsabilité civile, de la part des individus à qui ils sont imputables, et qu'ils sont soumis, d'après la disposition des art. 1382 et 1383, à l'appréciation des juges ; que l'arrêt attaqué, en se conformant à ces principes, n'a violé ni la loi du 19 ventôse an XI, ni les deux maximes de droit invoquées, et n'a commis aucun excès de pouvoir : rejette.

Nous admettons parfaitement dans ce cas le fait de la condamnation de l'inculpé, et voici les motifs sur lesquels nous nous appuyons :

Ces motifs ne s'appuient pas sur le fait de la blessure de l'artère, fait qui, en somme, était très fréquent au moment où on saignait à tout propos : mais sur le fait de l'abandon du malade en cours de traitement, sans raisons suffisantes. L'inculpé prétendait avoir cru que l'état du malade était peu grave et, par conséquent, ne nécessitait pas son assistance. Mais, n'est-ce pas une grossière erreur, une ignorance impardonnable que le fait même de cette croyance? Par conséquent cet abandon du malade suffisait à lui seul pour motiver la condamnation.

Comme à propos de l'affaire Hélie, l'Académie émit l'opinion que les médecins ne devaient être responsables que dans le cas d'intention criminelle. Nous ne saurions l'admettre, car la société se trouverait sans aucune défense contre les maladresses, la négligence de certains médecins, dont la valeur morale et professionnelle n'est pas à la hauteur de la profession même.

Nous insisterons (surtout au point de vue de l'affaire qui nous occupera plus loin et pour la comparer avec celle-ci) sur les points suivants :

1° Le docteur Thouret avait piqué l'artère brachiale. Personne ne le contesta. Il fut, par suite, cause de la perte du bras de son client ;

2° Il avait abandonné son malade qui l'avait prié de revenir ;

3° Il fut rendu civilement responsable, et condamné civilement.

Nous arrivons aux poursuites *pénales* et, à ce propos, résumons l'affaire qui suit :

Affaire Signoret. — 23 août 1845, jugement du tribunal correctionnel d'Évreux, en ces termes :

« Attendu que de l'instruction écrite comme de l'instruction orale il résulte que Signoret, docteur en médecine, prescrit uniquement à ses malades le médicament appelé *remède Leroy* en *médecine curative;* que ce médicament est préparé par l'associé de son fils, dans la pharmacie même qu'habite le sieur Signoret; que celui-ci partage les bénéfices provenant de cette préparation, et qu'il avoue lui-même que, donnant gratuitement ses consultations, il n'a d'autre émolument que celui qui résulte de ce partage; — attendu que c'est sur les prescriptions de Signoret que la dame Saugeran a pris à des doses énormes la médecine Leroy; que ces prescriptions ont eu lieu notamment dans la dernière maladie, sans connaissance de cause, et contrairement aux plus simples notions qui indiquent qu'on ne saurait administrer un médicament aussi énergique, sans voir le sujet et sans suivre les phases de la maladie; que, loin de là, Signoret, instamment pressé de se rendre à Évreux, a refusé et a prétendu « que ce voyage était inutile; qu'il ne dirait après avoir vu la malade que ce qu'il pourrait dire sans l'avoir vue; que, quels que fussent les symptômes et quelque grand que fût le danger, il fallait employer son remède, résolument, courageusement et sans crainte, parce qu'en aucun cas la médicamentation ne pouvait être nuisible; » — attendu qu'en admettant la foi du docteur Signoret dans l'efficacité universelle de la médecine curative, et abstraction faite de toute spéculation coupable, sa conduite, contraire aux usages et aux devoirs de sa profession, constituerait au moins une grave imprudence de sa part; — or, attendu que d'après le procès-verbal des trois médecins qui ont procédé à l'autopsie, procès-verbal corroboré par leur affirmation orale, unanimes sur ce point, la mort de la femme Saugeron dut être attribuée, non pas à la maladie dont elle était atteinte, mais à l'administration intempestive et à forte dose du remède Leroy; qu'ainsi, d'une part, il y a eu imprudence dans la conduite du prévenu, et, d'autre part, cette imprudence a été cause de la mort de la dame Saugeron; — attendu que Signoret a déjà été condamné correctionnellement pour complicité de débit de la médecine Leroy, qu'il reste aujourd'hui sous un nom supposé; — Par ces motifs, déclare Signoret coupable d'avoir au mois de mai 1845, involontairement causé la mort de la dame Saugeron, par imprudence commise dans l'exercice de son art, et le condamne à trois mois de prison et 600 francs d'amende. »

Appel.

La cour. — Attendu que de l'instruction et des débats, il ne résulte pas que l'emploi du médicament prescrit par le docteur Signoret ait causé la mort de la dame Saugeron ; que la preuve légale n'en est pas faite, puisque le doute résulte nécessairement des documents contradictoires du procès ; attendu qu'en effet il est assez difficile pour les médecins, même les plus habiles, d'affirmer avec une certitude entière que dans tel ou tel cas donné c'est l'action de remèdes, et non celle de la maladie, qui a causé la mort ; — Qu'il suit de ce qui précède que le docteur Signoret n'est pas convaincu du délit à lui imputé ; — Pour ces motifs, relaxe.

Nous voyons que dans cette poursuite pénale, quoiqu'il parût certain lors du premier jugement qu'il y avait relation de cause à effet, entre la mort de la femme Saugeron et le fait de l'administration de doses exagérées de la *médecine curative*, la Cour d'appel infirma ce jugement, concluant qu''il n'était pas matériellement établi que la mort eût pour cause le médicament.

Elle appliqua donc cette fois le principe, dont nous reparlerons plus loin, qu'en cas de doute, ce doute profite au prévenu.

Affaire Laporte. — Nous insisterons sur cette espèce, non à cause de son actualité, mais parce qu'aucune jusqu'ici n'a présenté un intérêt aussi important et qu'elle nous semble, comme l'a fait remarquer Mᵉ Henri Robert dans son plaidoyer, « une espèce décisive des limites de la responsabilité pénale du médecin, qu'elle nous montre où doit s'arrêter le droit d'investigation de la justice, et commence le domaine exclusif de la science, ce lieu d'asile sacré et inviolable où le magistrat ne doit point pénétrer. »

Le 20 septembre 1897 les journaux publiaient sous le titre de « Un assassin », un « Nouveau boucher » etc., des articles accusant le docteur Laporte d'avoir causé la mort d'une femme en l'accouchant. A la suite du décès, M. Fresquet, le mari de la défunte, porta plainte au parquet. La sûreté fut chargée de l'enquête. On procéda à l'exhumation du cadavre de l'enfant qui fut porté à la Morgue ainsi que celui de la mère. Le docteur Laporte est appelé à l'autopsie qui fut pratiquée par le docteur Socquet, en sa présence.

« L'autopsie, dit le médecin-légiste dans son rapport, « paraît démontrer que Laporte a pratiqué cet accou- « chement avec imprudence, négligence et inobservation « des règles de l'art, et a, ainsi, involontairement occa- « sionné la mort de la dame Fresquet ».

Le docteur Laporte fut arrêté séance tenante.

Le docteur Socquet, n'étant pas spécialiste en matière d'accouchement, il lui fut adjoint le docteur Maygrier, professeur agrégé à la Faculté de médecine de Paris, comme expert-commis, et, par ordonnance du 20 septembre 1897, il leur fut enjoint de répondre aux questions suivantes :

« Attendu qu'il importe de savoir si le docteur Laporte en accouchant la femme Fresquet, et notamment en opérant la craniotomie sur l'enfant que cette femme portait dans son sein, a :

« 1° Observé toutes les règles de l'art des accouchements ;

« 2° Commis quelque négligence ;

« 3° Commis quelque imprudence ;

« 4° Commis quelque maladresse ;

« Ordonnons qu'il sera procédé, etc... »

Rapport. — Répondons ainsi qu'il suit aux questions posées par M. le Juge d'instruction, après avoir pris connaissance des pièces du dossier, et examiné divers objets sous scellés :

1° les éléments qui nous permettent de répondre à la première question. Laporte a-t-il observé toutes les règles de l'art des accouchements? nous sont fournis par l'examen des dépositions de l'inculpé, de l'accoucheuse et des autres témoins.

Il résulte de ces dépositions, assez en concordance dans leur ensemble, que le samedi 11 septembre, vers 11 heures 1/2 du soir, à son arrivée auprès de la femme Fresquet, Laporte s'est trouvé en présence de la situation suivante :

La femme Fresquet était en travail d'accouchement depuis deux jours environ. La dilatation du col de l'utérus était incomplète.

Il y avait une présentation du sommet, la tête étant fixée au détroit supérieur du bassin.

Il existait en outre une procidence du cordon ombilical, reconnue par la sage-femme dès la rupture de la poche des eaux, rupture qui s'était produite dans l'après-midi du 11 septembre.

L'enfant était vraisemblablement mort, étant donné que le cordon ombilical faisait procidence depuis plusieurs heures.

Enfin le bassin était légèrement rétréci.

Les constatations faites par nous ont démontré en effet que le détroit supérieur mesurait dans le sens antéro-postérieur neuf centimètres et demi de diamètre au lieu de onze centimètres, dimension normale de ce diamètre.

Telle était la situation.

Dans ces conditions, l'éventualité d'un accouchement spontané, devenait très problématique. La femme Fresquet ayant d'ailleurs dû subir à plusieurs de ses accouchements antérieurs des applications de forceps. La longue durée du travail, l'insuffisance des effets d'expulsion, la mort de l'enfant, étaient des indications urgentes de terminer artificiellement l'accouchement.

La femme Fresquet désirant faire ses couches chez elle, et l'assistance d'un médecin de nuit ayant été requise, Laporte, appelé comme tel, n'a pas hésité à accepter la mission pénible de délivrer cette femme chez elle, dans des circonstances particulièrement difficiles.

L'ensemble des faits que nous venons d'exposer constituait un cas de dystocie sérieux. L'indication d'intervenir était immédiate et formelle, et le traitement le plus rationnel était, selon nous, d'appliquer le forceps d'abord et, en cas d'insuccès, de pratiquer la craniotomie.

Il s'est donc conformé aux indications que comportait la situation et il a observé sur ce point toutes les règles de l'art des accouchements.

2° Les trois autres questions qui nous sont posées :

Laporte a-t-il commis quelque négligence, imprudence, maladresse et annexe, nous ne les dissocierons pas et, pour y répondre, nous allons examiner la manière dont Laporte a opéré.

Après avoir, au préalable, endormi la femme avec du chloroforme, il aurait fait sans succès trois applications de forceps.

Le forceps dont il se servit (scellé 7) est un forceps de Levret en parfait état. Laporte l'aurait trempé dans l'eau bouillante avant de l'appliquer. Après ces tentatives infructueuses il se serait résolu à pratiquer la craniotomie, opération qui consiste à perforer le crâne de l'enfant, pour donner écoulement à la substance cérébrale, dans le but de diminuer le volume de la tête et de faciliter ainsi son passage à travers le bassin.

N'ayant à sa disposition d'autre craniotome ou perce-crâne, que la pointe aiguë, contenue dans l'une des branches de son forceps, Laporte aurait commencé par s'en servir, mais sans obtenir de résultat : c'est alors que, vu l'urgence, la femme Fresquet étant toujours endormie, il aurait demandé au mari de lui procurer un instrument piquant quelconque pour perforer le crâne de l'enfant. Le sieur Fresquet lui aurait remis les objets suivants : un équarrissoir (scellé 1), un ciseau à froid (scellé 2), un fil de fer pointu, dit porte-étiquette (scellé 4), une aiguille en fer dite à matelas (scellé 5), enfin un marteau.

Sans entrer dans les détails un peu confus et contradictoirement rapportés, des manœuvres qui auraient été tentées avec ces divers instruments, nous ferons simplement remarquer que plusieurs d'entre eux (scellés 1, 2 et 4) ne nous paraissent pas avoir pu être employés utilement, être trop courts pour atteindre la tête de l'enfant, située encore assez haut. Avec l'aiguille à matelas seule (scellé 5), longue de 21 centimètres et demi, il était possible d'arriver à pénétrer dans le crâne, et il paraît avéré que c'est avec la pointe de cet instrument que le pariétal droit de l'enfant a été perforé.

Quant au marteau, il n'aurait servi, d'après la déclaration même de Laporte, qu'à « tapoter légèrement sur l'extrémité de l'instrument dont il se servait pour perforer le crâne, mais sans insister ».

Les constatations faites à l'autopsie de l'enfant démontrent, que l'ouverture faite au crâne avec l'aiguille à matelas a été très petite, que l'écoulement de la substance cérébrale a été minime et que la diminution du volume de la tête fœtale a été peu notable.

L'instrument employé était donc certainement défectueux, il était de plus difficile à manier et à diriger avec sûreté, en raison de sa ténuité ; et il n'est pas surprenant qu'une échappée ait pu se produire au cours de son introduction répétée. — Du côté des parties molles de la mère : perforation du col de l'utérus, de la vessie en deux endroits, découvertes à l'autopsie et reconnues par Laporte. L'une des perforations vésicales s'ouvrait dans le péritoine. Toutefois il est juste de reconnaître que l'urgence de l'opération autorisait, jusqu'à un certain point, Laporte à employer cet instrument. On lit en effet dans le « Guide pratique de l'accouchement » de Pinard et Abelin (7e édition, 1889, page 549) auteurs invoqués par Laporte pour sa justification, la phrase suivante : « La craniotomie s'exécute avec les ciseaux de Smellie ou le perce-crâne de H. Blot, ou les ciseaux de Nægelé, ou, *au besoin, avec n'importe quel instrument*, tout à la fois solide, piquant et un peu tranchant vers la pointe ».

D'autre part, il est certain que Laporte n'est pas le premier praticien qui ait agi ainsi : et dans un livre récent, le « Précis d'obstétrique » de Ribemont-Dessaignes et Lepage (2e édition, 1896, p. 1178) on trouve le passage suivant : « il n'est pour ainsi dire pas d'instrument qui n'ait été employé pour ouvrir la boîte crânienne du fœtus » : nombre de médecins, n'ayant pas à leur disposition d'instruments spéciaux, ont utilisé ce qu'ils avaient sous la main : couteau de cuisine, bistouri, ciseaux, etc.

Quoi qu'il en soit, après avoir fait choix de l'instrument, qu'il jugeait le plus approprié au but qu'il se proposait, Laporte devait l'aseptiser soigneusement avant de s'en servir, puis le guider avec la plus grande prudence sur ses doigts, profondément introduits dans les organes maternels afin d'éviter de blesser ces organes.

Or, il ne paraît pas établi, d'après les renseignements fournis par le mari, la sage-femme et Laporte lui-même, que toutes ces précautions aient été rigoureusement prises.

Il semble en effet certain, d'une part, qu'il n'a été fait usage d'aucune substance antiseptique pendant l'accouchement. Comme mesure aseptique, Laporte s'est borné à tremper son forceps dans l'eau bouillante comme nous l'avons dit. A l'égard des autres instruments, ses souvenirs ne sont pas précis, il croit cependant se rappeler avoir plongé également dans l'eau chaude l'aiguille à matelas.

D'autre part, il semble résulter de diverses dépositions,

et notamment de celles de la sage-femme, que Laporte a introduit directement les instruments dans le vagin sans les guider sur sa main et en se bornant à entr'ouvrir avec ses doigts l'orifice vulvaire.

Nous devons cependant reconnaître que la lésion produite par Laporte, lésion dont il existe d'ailleurs d'autres exemples dans la science, était difficile d'éviter avec un pareil instrument, surtout entre les mains d'un opérateur qui, de son propre aveu, pratiquait pour la première fois la craniotomie.

Après avoir perforé le crâne et constaté l'issue d'un peu de substance cérébrale, Laporte aurait réappliqué le forceps : il déclare avoir réussi à extraire le fœtus.

L'accouchement terminé, il a procédé à la délivrance, prescrit des injections phéniquées, et s'est retiré.

Trente-six heures plus tard la femme Fresquet n'avait pas encore uriné. Le cathétérisme vésical pratiqué par la sage-femme, n'amena que quelques gouttes d'un liquide sanieux et fétide : ce fait s'explique aisément par la double perforation de la vessie, les urines s'écoulant directement dans la cavité périnéale.

La malade transportée dans la journée du 13 septembre à l'hôpital y a succombé le 14 à huit heures du matin.

Conclusions. — En résumé, de ce qui précède, nous croyons pouvoir conclure, tout en faisant part des conditions défavorables et du milieu défectueux où Laporte se trouvait placé pour intervenir, ce qui rendait sa tâche particulièrement difficile, qu'il n'a pas conduit son opération avec la prudence voulue et que, s'il a réussi à délivrer la femme Fresquet, il a néanmoins produit involontairement une blessure de la vessie, qui a été le point de départ d'une péritonite simplement mortelle.

1° En appliquant d'abord le forceps et en essayant ensuite la craniotomie, Laporte s'est conformé aux indications que comportait la situation dans laquelle se trouvait la femme Fresquet : il a donc observé les règles de l'art des accouchements en ce qui concerne les indications opératoires ;

2° Laporte en accouchant la femme Fresquet et notamment en pratiquant la craniotomie, opération qu'il faisait pour la première fois, n'a pas opéré avec la prudence et l'habileté désirables. Il a déterminé, en se servant il est vrai d'un instrument défectueux, une blessure involontaire qui a entraîné la mort.

Le 22 octobre 1897 le docteur Laporte comparaissait devant le tribunal correctionnel de la Seine (9e chambre), sous l'inculpation d'homicide par imprudence, en vertu de l'art. 319 du Code pénal.

Après l'audition des témoins, le docteur Pinard, professeur de clinique obstétricale à la Faculté de Médecine de Paris, témoin à décharge, prend la parole en ces termes :

« Le docteur Laporte, en accouchant la femme Fresquet, et notamment en pratiquant la craniotomie, est accusé d'avoir, en employant un instrument défectueux, agi avec maladresse et inhabileté et provoqué involontairement des lésions ayant entraîné la mort.

« Pour juger la valeur d'une telle accusation, il est nécessaire, indispensable de faire revivre l'observation. Je vous demande la permission de le faire. Le 11 septembre, à 11 heures et demie du soir, le Dr Laporte arrivait près de la dame Fresquet. Il apprenait par une sage-femme que cette dame était en travail depuis quarante-huit heures, que l'œuf était rompu depuis l'après-midi, que le cordon faisait procidence à la vulve, et que l'enfant se présentait par la tête. Il apprenait, de plus, que la parturiente était accouchée déjà cinq fois, quatre fois à l'aide de forceps et une fois spontanément. On lui disait, enfin, que la femme Fresquet, accouchée précédemment à l'hôpital, ne voulait pas y retourner et voulait accoucher chez elle.

« Que fait alors et dans ces conditions le Dr Laporte ?

« Il ausculte, il prend le cordon entre les doigts, essayant d'entendre ou de percevoir les pulsations fœtales, afin de savoir si l'enfant est vivant ou mort, la sage femme lui ayant dit qu'un quart d'heure avant l'enfant était encore probablement vivant. Il n'est pas sûr de son auscultation, il ne peut affirmer qu'il n'a pas perçu de pulsations, et alors il pense qu'une application de forceps doit être tentée. Cette opération il avait le droit et le devoir de la faire. Il envoie chercher du chloroforme, et, en attendant, place dans un bassin rempli d'eau bouillante son forceps de Levret, tout neuf. Vous l'avez là devant vous. Avec l'aide de la sage-femme il procède à l'anesthésie ; puis il place la dame Fresquet dans la position obstétricale, en travers du lit, les deux jambes sur des chaises, comme on doit les placer, et pratique une première application de forceps. Il tire ; la tête ne descend pas. Pensant que sa prise, quoique solide, n'est pas bonne, il désarticule, retire son instrument et procède à une deuxième application. Mais, cette fois, il ne peut articuler. Alors il retire les branches, et a recours à une troisième application. Cette fois il place les cuillers comme il le désire, articule et tire. Mais quoique ayant solidement saisi la tête, celle-ci reste immobile ; un obstacle insurmontable l'empêche de passer ; le bassin est rétréci.

« En face de ce rétrécissement infranchissable, et ayant acquis la certitude que l'enfant était mort, le Dr Laporte pense que la craniotomie s'impose. A ce moment il pouvait faire l'une de ces trois choses :

« Ou bien s'en aller et abandonner la femme. Ou bien s'attacher au forceps et tirer comme un bœuf, en risquant de produire des lésions graves. Ou bien faire la craniotomie.

« C'est ce dernier parti qu'il prit. C'est-à-dire qu'il se conduisit comme un accoucheur vieilli sous le harnais obstétrical, en considérant l'enfant mort comme un corps étranger, pouvant et devant être mutilé afin de faciliter son extraction sans nuire aux organes maternels. Cette nouvelle opération, il avait également le droit et le devoir de la pratiquer. Il en avait le droit de par ses études, de par son diplôme. Il en avait le devoir, car cette femme abandonnée à elle-même serait morte sans avoir pu accoucher.

« Pour pratiquer la craniotomie, le Dr Laporte s'est servi tout d'abord d'un instrument destiné à cette opération. Il dévissa la branche de son forceps qui porte, comme vous le voyez, une pointe aiguë devant pénétrer dans le crâne. (A ce moment, le professeur Pinard prend sur la table où sont les pièces dites à conviction, le forceps dont s'est servi le Dr Laporte et montre au Tribunal la pointe acérée destinée à perforer le crâne).

« Il est probable que la pointe, après avoir perforé la bosse séro-sanguine, qui devait être ici considérable, rencontra des os très durs, et que la tête mobile, mal maintenue, fuyait devant l'instrument. Je dois vous dire, Messieurs, que, dans certains cas, les os étant très ossifiés — et ils devaient l'être ici, bien que le rapport d'autopsie n'en parle pas — la tête fuit facilement devant l'instrument ; il faut la maintenir avec beaucoup de force, ce qui est parfois extrêmement difficile.

« J'ai vu entre les mains des plus habiles, des plus grands maîtres, des difficultés presque insurmontables avec des instruments dont la pointe était mal acérée. Bref, le Dr Laporte ne peut pénétrer dans le crâne avec le craniotome de la branche du forceps. Ne voulant pas opérer avec violence, il demanda alors au mari de la dame Fresquet s'il n'aurait pas un instrument pointu à sa disposition. On lui apporta une boîte contenant plusieurs instruments, au milieu desquels il choisit une aiguille à matelas, un ciseau et un marteau. Avec l'aiguille préalablement trempée dans l'eau chaude, il cherche une fontanelle, et tenez, Messieurs, combien cela était rationnel ! Voici un crâne d'enfant ; je prends l'aiguille dont s'est servi le Dr Laporte et je traverse très facilement l'espace membraneux au niveau de la fontanelle.

« On lui reproche d'avoir employé cette aiguille qu'on considère comme instrument défectueux et trop ténu. Ce reproche, je ne l'admets pas : car cette aiguille pouvait, aussi bien qu'un bistouri, remplir le rôle pour lequel elle était choisie. Mais la fontanelle était probablement masquée par la bosse séro-sanguine, en tout cas difficile à trouver. Il fit plusieurs tentatives superficielles, comme en témoigne l'autopsie de la tête de l'enfant, puis enfin, la pointe de l'aiguille étant appliquée sur la continuité de l'os, il prit le marteau afin, par de petits coups frappés sur l'autre extrémité, de la faire pénétrer dans le crâne. Et l'aiguille pénétra. Mais l'ouverture était petite, la substance cérébrale ne sortait pas. Il songe alors au ciseau, et, au moment où il commençait à s'en servir, on le lui arrache des mains.

« Dans ces conditions, au milieu de ces difficultés et de ces obstacles, le docteur Laporte fit une quatrième application du forceps. Les deux cuillers ayant été introduites, il articula ; mais, au lieu de tirer, il rapprocha l'extrémité des manches afin de se servir du forceps comme instrument réducteur devant aplatir la tête. Il procéda, en somme, ainsi qu'on le faisait avant l'invention du céphalotribe. Il réussit relativement, puisqu'il détermina alors une fracture d'un pariétal — fracture notée à l'autopsie de l'enfant — et l'issue d'une petite quantité de matière cérébrale. Et alors, tirant sur le forceps, et les contractions aidant, il parvint à engager la tête et termina l'accouchement.

« La délivrance faite, il ordonna à la sage-femme de faire des injections antiseptiques et quitta la maison, harrassé, mais heureux et fier d'avoir pu terminer, dans ces circonstances aussi difficiles, une opération qui devait sauver la femme.

« Si, maintenant, j'examine l'état d'esprit du Dr Laporte pendant la série d'opérations pratiquées par lui dans ces conditions, je suis obligé de reconnaître une volonté éclairée, tenace, étonnante, pour ne pas dire extraordinaire.

« Pratiquant cette opération pour la première fois, je ne vois aucune défaillance. Il faut qu'il ait un tempérament chirurgical particulier, s'appuyant sur des études médicales sérieuses. Et je comprends son étonnement tout d'abord, quand, huit jours après, un juge d'instruction le fait appeler et lui demande compte de ses actes pendant la nuit du 11 septembre; son chagrin ensuite quand on lui apprend que la dame Fresquet est morte. Conduit à la Morgue, mis en présence du cadavre, il assiste navré à l'autopsie. On lui montre une perforation utéro-vésicale. De plus en plus ému, il se trouble, il balbutie et, en somme, ne peut répondre. Eh bien, Messieurs, je viens répondre pour lui.

« Par cela même qu'on a constaté sur la table d'autopsie une perforation utéro-vésicale et, que le docteur Laporte s'est servi d'une aiguille de matelassier, pour pratiquer la craniotomie, faut-il et doit-on en conclure à un rapport nécessaire et fatal entre l'instrument et la lésion? N'est-ce pas reculer d'un siècle de penser ainsi et de dire : il y a une déchirure des organes, on s'est servi d'un instrument, donc c'est l'instrument qui a produit la déchirure. Est-ce que Levret n'a pas protesté contre cette interprétation, à l'époque où l'on attribuait au forceps, instrument nouveau, les lésions des organes du bassin? Est-ce que déjà le grand accoucheur n'avait pas démontré que, plus souvent qu'on ne croyait, dans certaines conditions, les perforations peuvent se produire et exister, alors qu'aucun instrument n'a été employé?

« Est-ce que, depuis Levret, les perforations dites spontanées n'ont pas été admises par tous les accoucheurs? Est-ce que Jolly, dans sa thèse en 1870, n'a pas démontré par des chiffres que les perforations spontanées étaient plus fréquentes que les perforations traumatiques, surtout chez les multipares ayant un rétrécissement du bassin? Et justement la dame Fresquet se trouvait remplir toutes ces conditions, comme je vais essayer de vous le démontrer.

« Je pense que le bassin a été conservé ! Je demande à le voir. (Le tribunal déclare ne pas l'avoir...) Je regrette d'autant plus de ne pas le voir que, si je me reporte au rapport d'autopsie, je constate que le bassin a été mesuré par déduction, méthode qui peut conduire à des erreurs de deux centimètres, alors que rien n'eût été plus facile que de le mesurer mathématiquement. Mais je n'insiste pas, Monsieur le président, j'aurais bien d'autres remarques à faire que je passe sous silence. Une chose me suffit; un léger rétrécissement du bassin a été constaté, le bassin a été évalué à neuf centimètres et demi ; je m'en contente, car c'est justement dans le cas de bassins légèrement rétrécis que se produisent le plus souvent les perforations spontanées. Donc, la femme Fresquet avait un léger rétrécissement du bassin ; de plus, elle accouchait pour la sixième fois. Nous avons donc les deux conditions prédisposantes : multiparité et rétrécissement léger. Enfin, je demanderai à mes confrères si le bassin n'était pas épineux? Ils n'ignorent pas l'existence du bassin décrit par Kilian, Depaul et d'autres sous ce nom, c'est-à-dire, Messieurs, un bassin pourvu d'aspérités, d'épines, d'aiguilles osseuses siégeant surtout sur la partie antérieure, au niveau du pubis, et sur lesquelles la tête, violemment projetée par la contraction, vient perforer les organes ? Or, je trouve le rapport d'autopsie absolument muet à cet égard.

« *Le docteur Socquet.* — J'ai regardé le bassin, je n'ai pas vu d'aiguilles ; en fait d'aiguilles je n'ai vu que l'aiguille d'acier ».

« *Le professeur Pinard.* — Et la saillie articulaire postérieure, l'avez-vous regardée ? Non, car du premier coup vous l'aurez détruite en disjoignant la symphyse. C'est une pièce qui n'a plus de valeur et qui était de la première importance.

« Je dis, moi, que tout ici plaide en faveur de la perforation spontanée ; car, en plus des deux facteurs précédents, nous avons la longueur du travail ; or cette femme était en travail depuis 48 heures.

« Autre chose : je lis dans le rapport que les deux perforations vésicales sont sur le même plan horizontal. Or, comment expliquez-vous qu'une aiguille allant de bas en haut ait pu, en perforant la vessie de part en part, produire cette perforation double et *horizontale?* Il eût fallu pour cela faire manœuvrer l'aiguille horizontalement, ce qui est matériellement impossible.

« Est-ce que cette perforation double et spontanée ne s'explique pas mieux par le mécanisme si clairement indiqué par cette planche que je suis allé chercher dans le musée de la Faculté, planche que M. Maygrier a des raisons particulières de connaître, et qui est la figure demi-schématique, agrandie, donnée par M. Bonnaire dans son mémoire sur les perforations utéro-vésicales ?

« Je répète que toutes les probabilités plaident ici en faveur de la perforation spontanée.

« Le grand coupable c'est le bassin, et nous ne l'avons pas.

« Heureusement pour nous, nous avons le rapport du docteur Socquet, où je lis ceci : *examen de l'appareil génital :* LA VULVE, LE VAGIN, LES CULS-DE-SAC, L'ORIFICE EXTERNE DE L'UTÉRUS SONT INTACTS.

Messieurs, j'entends déjà le cri de stupeur que va pousser le corps médical tout entier, quand il saura que le médecin qui a fait, chez une femme ayant un rétrécissement du bassin, quatre applications de forceps et des tentatives de craniotomie, et cela, sans léser ni la vulve, ni le vagin, ni les culs-de-sac, ni l'orifice externe, est accusé d'avoir opéré avec maladresse et inhabileté !

« Messieurs, j'ai pratiqué souvent des opérations semblables, et je n'oserais pas garantir une telle intégrité des organes après cette série d'opérations. J'en appelle à M. Maygrier : pourrait-il répondre d'avoir une intégrité semblable après quatre applications de forceps ? Et c'est cet homme que l'on accuse de ne pas avoir conduit ses instruments avec la main ? Je dis qu'il était impossible au docteur Laporte d'avoir ainsi pratiqué quatre applications de forceps, sans perforer les culs-de-sac, s'il n'a pas conduit les instruments comme il le fallait.

« Voilà, Messieurs, ce que j'avais à vous dire. Si quelque doute reste encore dans votre esprit, je suis à votre disposition pour le faire disparaître ».

Jugement

Le Tribunal, Attendu que Laporte, qui a obtenu le diplôme de docteur en médecine en 1893 et qui avait vainement cherché à se créer une clientèle dans le dix-huitième arrondissement, s'est installé le 1er septembre 1895 au boulevard de Charonne, n° 104 ;

Attendu qu'ayant été agréé en 1895 comme médecin de service de nuit, il fut requis, dans la soirée du 11 septembre 1897, de se rendre rue Courat, 32, chez la dame Fresquet qui était depuis plusieurs heures dans les douleurs de l'enfantement et dont l'accouchement présentait des difficultés ;

Attendu que Laporte s'était muni d'un forceps, seul instrument qu'il possédât pour faire les opérations obstétricales, se présenta au domicile de la dame Fresquet qui avait eu déjà cinq enfants et auprès de laquelle se trouvait une sage-femme, la dame Maitrepierre ; qu'après examen le docteur Laporte jugea que l'application du forceps était nécessaire, application qui avait déjà eu lieu avec succès dans deux couches précédentes de cette dame ;

Attendu que la manière de procéder du médecin surprit, dès le commencement, les personnes présentes, et leur inpira des doutes sur sa compétence ; qu'il fut manifeste pour elles que le maniement du forceps ne lui était pas familier ; qu'il n'avait aucune notion de la position que devait avoir la patiente, dont il laissait les jambes basses le long du lit ; que le mari et la dame Houbert, crurent même devoir intervenir pour lever et maintenir les jambes pendant que l'opérateur appliquait le forceps, et que la sage-femme ne put s'empêcher de dire : « nous sommes mal tombés » ;

Attendu que trois applications du forceps furent faites mais sans résultat ; que les témoins présents à l'accouchement déposent du trouble, de l'agitation du prévenu qui, après l'insuccès du forceps, dit à plusieurs reprises : « Je suis au bout de mon rouleau » ;

Attendu qu'on lui propose d'aller chercher un autre médecin pour l'assister ; qu'il se borna à répondre : « Attendons » ; qu'il dit alors à la sage-femme : « Il n'y a plus qu'à perforer le crâne de l'enfant qui doit être mort » ;

Attendu qu'après avoir vérifié l'un et l'autre qu'on ne sentait plus les battements du cœur de l'enfant, Laporte se mit en devoir de pratiquer la craniotomie, mais qu'il n'avait aucun des instruments employés d'ordinaire pour cette opération ; qu'il essaya d'abord de se servir de la pointe de son forceps qui était trop courte ; qu'ayant demandé à Fresquet un instrument quelconque, celui-ci lui apporta la boite à outils, dans laquelle Laporte prit d'abord un porte-étiquettes et un équarrissoir, qui ne lui parurent pas utilisables, puis une aiguille à matelas, à bout pointu, aplati et recourbé, dont il crut pouvoir se servir ;

Attendu que sans l'aseptiser ou la tremper dans l'eau bouillante, il introduisit d'une main cette aiguille dans le vagin, se bornant de l'autre à écarter les lèvres des parties génitales de la patiente et chercha à plusieurs reprises à piquer le crâne de l'enfant ;

Attendu qu'ayant retiré l'aiguille, sans vérifier quel avait été le résultat de ces piqûres, Laporte prit alors dans la boite à outils un ciseau à froid et un marteau, et qu'ayant appliqué le ciseau sur la tête de l'enfant qui, disait-il, avait la boite crânienne dure, il frappa avec le marteau sur le ciseau ; mais qu'à ce moment, Fresquet et la dame Houbert, émotionnés et outrés, intervinrent et lui arrachèrent le ciseau et le marteau des mains ;

Attendu que presque aussitôt la femme Fresquet, cessant d'être sous l'action du chloroforme, fit un mouvement, une contraction ; que la tête de l'enfant parut à la vulve ; qu'elle fut signalée par Fresquet au médecin qui ne la voyait pas et qui, appliquant une dernière fois le forceps, ne tarda pas à retirer le corps ;

Attendu que le médecin se disposait à partir sans délivrer la femme, mais que la sage-femme craignant une hémorragie, l'obligea à terminer son opération ;

Attendu qu'aussitôt après, ayant fait quelques recommandations au sujet des soins à donner à la malade, il se retira et ne revint plus ;

Attendu cependant que la dame Fresquet ne tarda pas à présenter les symptômes d'une maladie grave, consécutive à l'accouchement ; que, visitée le lendemain par le docteur Ballouchez, son état fut jugé si sérieux que son transport immédiat à l'hôpital fut décidé ; qu'elle y mourut le 14 septembre à 8 heures du matin ;

Attendu que l'autopsie de l'enfant a révélé sur le pariétal droit un plaie et perforation ayant laissé s'écouler une petite quantité de matière cérébrale ;

Attendu, d'autre part, que l'autopsie de la dame Fresquet a conduit le médecin commis aux conclusions suivantes : « La mort de Mme Fresquet est le résultat d'une péritonite localisée dans la fosse iliaque droite, consécutive à une double perforation de la vessie. Cette double perforation a été faite avec un instrument piquant tel que l'aiguille placée sous scellés » ;

Attendu que l'expert ajoute que ces différentes lésions ont été reconnues par l'inculpé au cours de l'autopsie à laquelle il assistait ;

Attendu que ces conclusions sont confirmées par M. le docteur Maygrier, expert commis, qui a vu les pièces anatomiques et est d'accord avec son confrère pour déclarer que la double perforation de la vessie est le résultat de la piqûre d'un instrument pointu comme l'aiguille à matelas saisie, qui a traversé la vessie pour atteindre le péritoine et déterminer ensuite une péritonite mortelle ;

Attendu, il est vrai, que M. le docteur Pinard a contesté à l'audience ces constatations et conclusions ; qu'il estime qu'à raison du long travail de l'enfantement, les perforations de la vessie se seraient probablement produites spontanément ; qu'elles peuvent aussi avoir été déterminées par des aiguilles osseuses ;

Mais, attendu que les experts, tant dans leur déposition orale que dans une note complémentaire remise à l'audience pour préciser et justifier leur opinion, ont déclaré que l'examen minutieux des organes de la dame Fresquet ne permet pas de considérer les perforations constatées comme des ruptures spontanées ; qu'il est de plus impossible que les lésions de la vessie, à la place où elles se trouvaient, aient été causées par des aiguilles osseuses, qui, d'ailleurs, dit le docteur Socquet, n'existaient pas dans le bassin ;

Attendu que le tribunal, placé entre des constatations faites sur les organes et des conclusions qui en découlent, d'une part, et, d'autre part, d'une argumentation basée sur des hypothèses, des conjectures et des raisons théoriques, ne peut hésiter à faire confiance aux premières, émanant d'hommes de l'art distingués et expérimentés, agissant en vertu d'un mandat de la justice ;

Attendu qu'étant admis par le Tribunal que les perforations de la vessie ont été faites par l'aiguille à matelas dont s'est servi Laporte, il y a eu lieu d'examiner en droit et en fait si les procédés et opérations du prévenu, qui ont amené cette lésion, dont la mort a été la conséquence, le rendent passible des dispositions de l'article 319 du Code pénal ;

Attendu, en droit, que les termes généraux de cet article s'appliquent à toutes personnes, quel que soit leur art ou leur profession, par conséquent au médecin et à l'opérateur qui, dans l'exercice de sa fonction, se rend coupable de faute et de négligence graves ; qu'il est certain que les Tribunaux doivent user avec prudence des pouvoirs que la loi leur confère ; que l'appréciation des théories, des opinions, des systèmes leur échappe et qu'ils ne peuvent se rendre juges du diagnostic, de l'opportunité d'une opération, du plus ou moins de dextérité avec laquelle elle est faite, de la valeur d'un procédé comparé à un autre, de l'opportunité de telle ou telle médication ; mais que leur action commence et s'exerce là où il y a, de la part du médecin, faute lourde et négligence, légèreté, impéritie ou ignorance des choses que tout homme de l'art doit nécessairement savoir ; que telle est la doctrine de M. le Procureur général Dupin dans le réquisitoire dont une partie a été lue à l'audience ;

En fait :

Attendu que Laporte, quoiqu'il se présentât aux habitants du quartier de Charonne comme accoucheur (il avait fait apposer à sa porte une plaque avec ces mots : « médecin et accoucheur »), n'avait rien moins que des connaissances pratiques en la matière ; qu'en dehors des opérations de cette nature, qu'il avait pu faire à l'hôpital, alors qu'il était étudiant, il n'avait opéré, depuis 1893, que deux accouchements ; que, pour ceux-ci, l'application du forceps n'avait pas été nécessaire ;

Attendu, d'autre part, qu'il n'avait jamais fait de craniotomie ; qu'ainsi sa pratique des opérations obstétricales était presque nulle ;

Attendu que son inexpérience s'est d'ailleurs accusée aux yeux de tous, notamment de la sage-femme, dès son arrivée chez la dame Fresquet ; que, sans parler de l'administration du chloroforme, qui paraît avoir été faite sans surveillance, la manière dont Laporte se servait du forceps, la position dans laquelle il laissait la parturiente, et qui a déterminé l'intervention du mari et de la femme Houbert, ont révélé qu'il n'avait aucune notion de ce qu'en pareille circonstance, un médecin doit faire et savoir, et ont motivé le propos de la sage-femme relevé ci-dessus ;

Attendu que l'incohérence, la maladresse des actes de Laporte et son excitation étaient telles, que la dame Maîtrepierre crut devoir, à un moment donné, lui demander s'il était souffrant, et qu'après l'application infructueuse du forceps, il dut reconnaître « qu'il était au bout de son rouleau » ;

Attendu que, dans ces conditions, se trouvant en présence d'une opération grave, la craniotomie, qu'il n'avait jamais faite, les instruments *ad hoc* lui manquant, il devait, ainsi que le lui conseillaient les personnes présentes, envoyer l'une d'elles chercher un autre médecin ou tout au moins tenter d'en trouver un pour l'assister ; qu'en ne le faisant pas il a commis une faute grave qui peut lui être réclamée pénalement ;

Attendu, de plus, qu'en pratiquant la craniotomie, il a fait preuve d'une impéritie et d'une ignorance manifestes des choses que tout homme de l'art doit savoir ;

Attendu, en effet, qu'il est élémentaire et enseigné dans tous les traités sur la matière, que le chirurgien qui fait cette opération doit introduire sa main gauche dans le vagin ; que les doigts doivent prendre contact avec la tête fœtale, autant que possible maintenue stable par la main d'un aide placée sur le ventre, et que le perforateur, tenu par la main droite de l'opérateur, doit être guidé et appuyé jusqu'à la place où il agira, sur les doigts indicateurs et médium de la main gauche ; que dans le cas où la tête de l'enfant est près de la vulve, on peut se dispenser d'introduire la main, mais que tout au moins les deux doigts, indicateur et médium, doivent conduire et diriger l'instrument ;

Attendu que cette manière de procéder, mise en pratique par tous les médecins-accoucheurs, a pour but non seulement d'assurer le succès de la perforation, mais encore de protéger les organes de la femme de toute déchirure ou rupture que le défaut de direction de l'instrument amènerait presque fatalement ;

Attendu que ces règles, prescrites et observées dans les opérations faites avec des instruments appropriés, sont encore plus impérieuses lorsque le praticien a en mains, comme Laporte, un instrument, disent les experts, défectueux, difficile à manier et à diriger avec sûreté, en raison de sa ténuité et dont les échappées étaient très à craindre ;

Or, attendu que l'information et les débats ont recueilli les déclarations nettes, formelles, que rien ne peut faire suspecter, des dames Hubert et Delance qui étaient auprès de la parturiente et qui déclarent formellement que lorsque Laporte a introduit l'aiguille à matelas, il ne l'a dirigée, ni avec la main, ni avec les doigts ;

Attendu que la demoiselle Maitrepierre dit, il est vrai, pour l'aiguille : « Il me semble qu'il a introduit un doigt, mais je ne puis l'affirmer » ; mais qu'elle explique que, placée en arrière de la dame Fresquet, dont elle maintenait la tête sur son bras, elle n'a pas pu bien voir ce qui se passait en avant ;

Attendu qu'en admettant cette déclaration, formulée à l'audience sous la forme la plus dubitative et qui ne peut dès lors infirmer les déclarations précises des dames Houbert et Delanœ, le docteur Laporte n'aurait introduit qu'un doigt pour diriger l'aiguille, ce qui serait manifestement insuffisant et inopérant pour empêcher de glisser à droite ou à gauche sur les organes de la femme ;

Attendu au surplus que les déclarations du docteur Laporte à l'instruction constituent sur ce point des aveux de sa faute ; qu'en effet, confronté avec la sage-femme, il déclare : « Je crois que c'est avec l'aiguille à matelas que j'ai perforé le crâne, mais je n'ai pas mis le doigt pour le vérifier. J'ai le souvenir d'être allé à un moment donné un peu trop loin avec mon aiguille, mais je ne me suis jamais rendu compte d'être allé aussi loin que l'autopsie l'a démontré » ;

Attendu que Laporte reconnaît ainsi ne pas avoir conduit ni dirigé l'aiguille, puisqu'il ne s'est pas rendu compte jusqu'où elle était allée ni si elle avait perforé le crâne ;

Attendu que M. le docteur Pinard estime que le prévenu a dû guider l'aiguille, parce que, si elle ne l'avait pas été, l'autopsie aurait révélé des désordres au cul-de-sac vaginal, alors qu'il en résulte qu'il était intact ;

Attendu que M. le docteur Maygrier a répondu qu'il ne pouvait être aussi affirmatif que M. le docteur Pinard, et qu'il y a d'ailleurs lieu de considérer que Laporte ouvrait d'après les témoins la vulve avec les doigts de la main gauche, pendant qu'il introduisait l'instrument de la main droite, et qu'ainsi il a pu se diriger jusqu'à l'organe dont il est question sans l'atteindre ;

Attendu qu'il est démontré pour le tribunal que le docteur Laporte a ainsi contrevenu aux règles élémentaires de l'art ; qu'il a commis une imprudence, une négligence opératoire qui constitue une faute lourde, laquelle a été la cause directe et involontaire de la dame Fresquet ;

Attendu que, sans qu'on puisse retenir finalement cet élément, le présent jugement ne peut pas ne pas relever comme une nouvelle preuve de son incapacité et du désarroi de son esprit, l'usage inutile, inconsidéré et cruel du ciseau et du marteau :

En ce qui touche l'application de la peine :

Attendu qu'il y a lieu de tenir compte au prévenu de l'honorabilité de sa vie, des difficultés de ses débuts, de l'impossibilité où l'a mis l'absence de clientèle d'acquérir l'expérience de son art, de son état d'esprit, de son agitation, de son émotion même, lorsqu'en présence de complications qui survenaient, il s'est senti désarmé, obligé cependant de rester auprès de la malade et de l'assister jusqu'à sa délivrance par devoir et humanité :

Par ces motifs :

Condamne Laporte à trois mois de prison avec le bénéfice de la loi de sursis, le condamne aux dépens.

D'après le rapport des experts (1), sur lequel devait se baser le tribunal, puisqu'il y avait question scientifique, toute l'accusation se résumait en ce point : 1° *Savoir si les lésions qui ont entraîné la mort de la dame Fresquel étaient le fait de l'aiguille dont s'est servi le docteur Laporte ou s'étaient produites spontanément : 2° savoir si l'accusé avait guidé son aiguille avec la main gauche, se conformant ainsi aux principes de l'accouchement.* Car, à part cela, la première conclusion de leur rapport établit en propres termes que Laporte a observé les règles de l'art des accouchements.

Si les experts concluaient que Laporte était l'auteur des perforations, le professeur Pinard, par contre, comme

---

(1) Voir, au sujet du compte rendu de l'autopsie, l'article de M. le docteur Varnier (*Revue pratique d'obstétrique et de pédiatrie*, octobre 1897) et la leçon de M. le docteur Pinard à la clinique Baudelocque (*Bulletin médical* du 8 novembre 1897). Nous n'avons pas cru devoir les reproduire ici, étant donné qu'elles n'ont pas figuré dans le jugement.

nous l'avons vu dans son rapport, disait qu'à son avis, elles étaient plutôt spontanées. Entre ces deux opinions dont nous n'avons pas le droit de discuter la valeur, laquelle était la bonne? Nous ne voulons pas le savoir, mais nous nous contentons de remarquer qu'en tout cas, dans l'occurrence, on aurait pu appliquer la règle que le *doute profite à l'accusé*.

Puisque tous les hommes sont également responsables devant la loi, puisqu'on applique aux médecins la loi générale de la responsabilité, pourquoi les juger plus sévèrement que les autres?

Dans l'examen que nous allons faire du jugement nous ne nous arrêterons pas, à dessein, sur les attendus et considérants qui ne relèvent pas de questions scientifiques, car il ne nous paraît pas de notre devoir de faire entrer dans ce travail des appréciations sur l'interprétation de la conduite et des antécédents du docteur Laporte, aussi bien que sur la valeur des dépositions des témoins oculaires.

Nous nous contenterons de mettre en regard les motifs de la condamnation et les parties du Rapport des experts qui s'y rattachent.

« Attendu que Laporte s'était muni d'un forceps, le seul instrument qu'il possédât, pour faire des opérations obstétricales ».

Les experts citent à ce propos M. Ribemont-Dessaignes : « Nombre de médecins n'ont pas d'instruments spéciaux pour ouvrir la boîte crânienne du fœtus. »

« Attendu que la manière de procéder du médecin surprit dès le commencement les personnes présentes, etc. »

Voilà une question scientifique, « la manière de procéder

à l'application d'un forceps ». Les experts s'étaient tus sur ce point, les juges s'en rapportent aux témoins oculaires dont la compétence est si discutable que l'un d'eux avait déclaré « avoir de suite reconnu que le forceps du docteur Laporte était trop petit... » c'était un forceps de Levret !

« Attendu que... Laporte prit une aiguille à matelas, etc. » Les experts établissent, d'après les auteurs, qu'en cas de nécessité et d'urgence on peut choisir n'importe quel instrument solide et piquant.

« Attendu que sans l'aseptiser ou la tremper dans l'eau bouillante... »

« Laporte croit se rappeler, disent les experts, qu'il a plongé dans l'eau bouillante l'aiguille à matelas. »

Nous croyons que l'immersion dans l'eau bouillante est un des moyens les plus pratiques de l'asepsie.

« Attendu... qu'ayant appliqué le ciseau à froid sur le crâne de l'enfant, il frappa avec le marteau sur le ciseau. »

« Quant au marteau, disent les experts, il n'aurait servi, d'après les déclarations mêmes de Laporte, qu'à tapoter légèrement sur l'extrémité de l'instrument dont il se servait pour perforer le crâne » et plus loin « qu'il n'a été constaté à l'autopsie de l'enfant qu'une très petite ouverture, faite sans doute par l'aiguille à matelas. »

« Attendu que... Laporte n'avait rien moins que des connaissances pratiques sous le rapport des accouchements, qu'il faisait pour la première fois la craniotomie... qu'il n'avait aucune notion de ce qu'en pareille circonstance un médecin doit faire et *savoir*... »

« En appliquant le forceps, disent les experts, et en essayant ensuite la craniotomie.... il a observé les règles de l'art des accouchements en ce qui concerne les indications opératoires. »

« Attendu que n'ayant jamais fait de craniotomie et n'ayant pas d'instrument *ad hoc*, il devait envoyer chercher un confrère ».

Les experts n'ont pas parlé de cette abstention, se rendant compte, sans doute, que l'urgence de l'opération la motivait : d'ailleurs on eût peut-être cherché quelque temps avant de tomber chez un médecin qui réunît à la fois les deux conditions d'avoir un instrument *ad hoc* et de s'en être déjà servi.

« Attendu qu'en opérant la craniotomie il a fait preuve d'une impéritie et d'une ignorance manifeste des choses que tout homme de l'art doit savoir. »

Cette ignorance manifeste n'est admise nulle part, dans le rapport des experts qui s'expriment ainsi : « Il semble n'avoir pas agi avec la prudence... », et plus haut : « Nous devons cependant reconnaître que les lésions produites par Laporte, lésions dont il existe d'ailleurs d'autres exemples dans la science, étaient difficiles à éviter avec un pareil instrument ».

Les alinéas d'attendus qui suivent sont une longue description du manuel opératoire de la craniotomie.

Plus loin : « Attendu que M. le docteur Pinard estime que le prévenu a dû guider l'aiguille.... etc. : »

« Attendu que M. le docteur Maygrier a répondu qu'il ne pouvait être aussi affirmatif, etc. : »

« Attendu qu'il est démontré pour le Tribunal que le docteur Laporte a ainsi contrevenu aux règles élémentaires de l'art... »

Nous voyons que là où M. le Professeur Pinard était d'un avis déterminé et où M. le docteur Maygrier « ne pouvait être aussi affirmatif », le Tribunal croit pouvoir l'être.

Nous concluons donc, que, dans ce procès, il y avait doute, M. le Professeur Pinard et M. le docteur Maygrier, d'accord sur bien des points, différaient d'opinion sur un seul point principal, à savoir : les causes des perforations constatées.

Que le Tribunal ne crut pas devoir tenir compte de la déposition de M. le docteur Pinard, prenant ainsi parti entre deux appréciations scientifiques dont les auteurs ont une compétence et une valeur reconnue.

Que, devant s'en rapporter exclusivement à l'expertise sur les questions techniques, ils les ont discutées, qu'ils ont outrepassé, et, en certains points, contredit le rapport des experts et qu'ainsi ils étaient eux-mêmes en contradiction avec l'opinion de M. l'Avocat général Dupin, sur laquelle ils prétendent s'appuyer pour condamner le prévenu.

Que, pour la première fois dans une affaire aussi litigieuse, on a arrêté, emprisonné, poursuivi et condamné pénalement un médecin, alors que dans les affaires analogues, telles que celles d'Hélie et de Thouret-Noroy, on s'est contenté des poursuites civiles ; étant donné aussi que dans cette dernière affaire le médecin a été surtout condamné pour avoir abandonné son malade qui l'avait prié de revenir :

Que les autres poursuites pénales ont trait à des erreurs grossières et à des fautes de l'homme plutôt que du médecin, telles que : un médecin, qui avait, par erreur, prescrit à un malade une potion dans laquelle entraient quatre grammes de cyanure de potassium et dont la première cuillerée le fit mourir, est coupable d'homicide par imprudence (Rouen, 7 décembre 1842).

Le médecin qui, dans un but d'expérimentation, inoculerait une maladie contagieuse, tomberait sous l'article 311 du Code pénal (Lyon, 8 et 15 décembre 1819).

Le médecin qui, par ignorance ou par erreur, a prescrit quarante centigrammes de morphine au lieu de quatre centigrammes et qui, au lieu d'écrire son ordonnance en toutes lettres, a mis en chiffre la quantité du toxique à employer, est coupable d'homicide par imprudence.

Pour ces raisons nous concluons, et en cela nous sommes d'accord avec l'ensemble du corps médical et avec l'opinion publique, nous concluons, disons-nous, que ce jugement, outre qu'il atteint soit un innocent (opinion de M. le professeur Pinard), soit un prévenu qui aurait dû bénéficier du doute sur sa culpabilité, engage la responsabilité médicale hors de ses limites raisonnables et expose notre profession à des poursuites continuelles dont les conséquences, que nous allons examiner, constituent un danger non seulement pour la profession même, mais encore pour la société.

Nous ferons rentrer les conséquences de l'exagération de la responsabilité médicale dans trois catégories, suivant qu'elles atteignent les intérêts professionnels proprement dits, la moralité du médecin ou la société.

En effet, quoi de plus contraire à la bonne renommé

de notre profession que d'en voir trop souvent les membres traînés devant les tribunaux, d'entendre à ce propos la presse vomir les injures les plus grossières, et traiter les inculpés d'assassin et de boucher !

Le résultat s'en fait bientôt sentir et le public, déjà bien assez méfiant contre les médecins, se croit le droit de discuter le traitement et la valeur du praticien, prêt à rejeter sur le fait du traitement ce qui n'est qu'une conséquence de l'aggravation de la maladie. Nous nous entendions dire il y a quelques semaines, au cours d'un remplacement que nous faisions aux environs de Paris (le lendemain de la condamnation Laporte), au moment où nous préparions, dans du lait, vingt centigrammes de calomel pour les donner nous-même à un enfant atteint de méningite tuberculeuse, nous nous entendions dire, par le père de l'enfant, devant témoins : « Ne lui donnez pas cela, vous allez me l'achever ». L'enfant aurait succombé quelques heures après l'administration de ce remède, accident très possible en somme, et nous nous voyions sans doute accusé de l'avoir tué.

Au même moment le cas suivant se présentait dans une ville des environs de Paris :

Un jeune médecin, ancien interne, fut appelé auprès d'une femme en couches dont les douleurs avaient commencé depuis longtemps, et dont l'engagement ne se faisait pas. Le médecin fit successivement plusieurs applications infructueuses du forceps. Voyant qu'un rassemblement commençait à se former devant la porte de la parturiente, et impressionné par le jugement qui venait d'être rendu, le jeune médecin déclara nettement qu'il ne voulait pas faire de nouvelle tentative, sans l'assistance d'un confrère ; le temps pressait cependant, la mère et l'enfant s'affaiblissaient. Le jeune praticien alla chercher lui-même un confrère d'une compétence spéciale en matière d'accouchements : celui-ci était absent et ne vint que quelques heures après, à temps heureusement pour pratiquer avec celui qui l'avait appelé une dernière application du forceps qui amena un enfant vivant. « Quand nous quittâmes la parturiente, nous dit l'un des médecins, il y avait à la porte un rassemblement de plus de cinquante personnes attendant le résultat et prêtes sans doute à l'interpréter ».

Nous avons rapporté ces faits parce qu'ils nous sont personnels, mais il en est une foule d'analogues et les personnes dont le nom a été en vedette à propos de ce dernier procès, reçoivent tous les jours des lettres de médecins inquiets sur leur propre manière d'agir, qu'ils avaient crue bonne, et troublés dans leur conscience par la crainte d'avoir commis une faute.

Les accoucheurs surtout, et par ces mots nous entendons ceux qui pratiquent des accouchements, sont particulièrement visés par la responsabilité, car, le plus souvent, l'urgence des cas exige d'eux des connaissances qu'ils ne doivent jamais oublier, toujours prêts qu'ils doivent être à obvier aux difficultés d'un accouchement laborieux et à s'inspirer des circonstances, pour appliquer les règles de l'art. Un retard de quelques minutes dans leur décision, un oubli momentané des connaissances acquises et contrôlées, une erreur de diagnostic, même justifiée, ne peuvent-ils pas être la cause de la mort de l'enfant et quelquefois de la mère ?

Et ces faits peuvent leur être imputés à titre d'homicide par imprudence si on applique strictement et aveuglément la loi. Mais alors c'est la ruine de la profession ! Sont-ils nombreux les médecins ayant pratiqué beaucoup d'accouchements, qui soient sûrs de n'avoir jamais par un diagnostic un peu tardif, par un retard de décision, par une omission involontaire, par l'interprétation défectueuse d'un symptôme, par une faute contre l'aseptie, etc., qui soient sûrs, dis-je, de n'avoir jamais contribué indirectement et involontairement à la mort d'une femme ou d'un enfant?

Nous ne croyons pas que l'*exemple* qu'on vient de donner aux médecins soit favorable, pas plus à eux qu'à leurs clients : car ne préféreront-ils pas désormais dans un cas urgent, mais difficile, tel le médecin dont nous parlions tout à l'heure, attendre l'arrivée d'un confrère, dont l'assistance dégagera la responsabilité, plutôt que de tenter une intervention hardie et immédiate, qui souvent peut seule sauver la vie du patient. En même temps le public, déjà méfiant, le deviendra davantage, aura moins confiance dans son médecin, et on sait que la confiance dans le médecin et dans son traitement entrent souvent pour une large part dans la guérison.

Voilà en quoi la société, si elle doit se ménager un recours contre les médecins dans une raisonnable mesure, (car il y a dans tous les troupeaux des brebis galeuses), a tout intérêt à lui laisser aussi sa liberté d'action, et à ne pas faire peser sur sa conscience des mobiles qui entravent sa bonne foi.

Nous avons en effet parlé de moralité. Le médecin, désintéressé s'il agit librement, le restera-t-il encore, si on ne limite pas sa responsabilité ! Ne sera-t-il pas tenté de mettre en balance sa rémunération pécuniaire, et les risques qu'il court, s'il commet une faute dans un cas difficile, de tomber entre les mains de la justice : puis, si la balance penche du côté des risques, de pratiquer, comme l'a dit Me Henri Robert, la théorie du *laisser-mourir*.

Avouons qu'il serait désastreux de voir tomber une aussi belle profession que la nôtre, pleine de si nobles exemples, dans des considérations autant contraires à la morale que fatales pour la société.

CONCLUSIONS

1° Les médecins sont responsables devant les tribunaux, même en dehors du droit commun, et il est juste qu'ils le soient ;

2° Cette responsabilité doit être établie par les juges compétents, c'est-à-dire établie sur les éléments scientifiques ;

3° Dans l'état actuel de la responsabilité médicale il serait à souhaiter :

a) soit qu'on fît une loi tendant à limiter la responsabilité des médecins (ce qui nous paraît difficile) ;

b) soit qu'un tribunal composé de médecins fût chargé de juger les questions scientifiques en cause dans un procès, ou les médecins eux-mêmes ;

c) soit qu'étant donnée l'insuffisance de l'expertise unique, il fût institué une double expertise contradictoire, c'est-à-dire qu'un des experts serait nommé par le juge, l'autre par l'inculpé (avocat général Jean Cruppi) ;

4° Pour les médecins, comme pour tous, le doute doit profiter au prévenu.

CHARTRES. — IMPRIMERIE DURAND.

www.ingramcontent.com/pod-product-compliance
Lightning Source LLC
LaVergne TN
LVHW020041170826
845678LV00001B/360

9782329694993